Intervallfasten

Schnell und gesund abnehmen
und effektiv Fett verbrennen
durch intermittierendes Fasten

Bonus:
Tolle Low Carb Rezepte

Sebastian Klaus

1. Auflage

ISBN: 9781091632783

Inhaltsverzeichnis

Vorwort

Wenn du dieses Buch hier liest, nehme ich stark an, dass du dich in deinem Körper nicht ganz wohlfühlst. Ebenso gehe ich davon aus, dass du schon mehrere Diäten oder Ähnliches hinter dich gebracht hast und keine hat so wirklich geholfen? Ich weiß genau, wie es dir geht. Ich kann total nachempfinden, wie du fühlst und was deine ständigen Gedanken sind, denn mir ging es vor paar Jahren ganz genauso.

Schon immer war ich dicker als alle anderen gewesen. Deswegen wurde ich auch gehänselt und gemobbt. Ich weiß nicht, was ich alles unternommen habe, um so auszusehen wie die anderen und ihnen gleich zu sein, damit sie aufhören würden, mich zu hänseln. Aber es half nichts. Ich nahm ein paar Kilos ab, bis mein Gewicht stehen blieb und ich so verzweifelt war, dass ich wieder zu den Lebensmitteln griff, die mich dick machten.

Je älter ich wurde, desto mehr wusste ich, dass sich etwas in meinem Leben ändern musste. So absolvierte ich ein erfolgreiches Studium als Ernährungswissenschaftler und arbeite heute, ebenso erfolgreich, als Ernährungsberater und Personalcoach. In meinem Studium habe ich einiges über das Fasten und Entgiften des Körpers lernen dürfen und es hatte mich so fasziniert, dass ich einen Selbstversuch gestartet habe.

Das Fasten hat mich gelehrt, bewusster zu essen und darauf zu achten, auf meinen Körper zu hören. Ich habe ihm das gegeben, was er ursprünglich braucht und damit nicht nur mein Gewicht verloren, sondern auch meine Energie und Konzentration erhöhen können.

Das Intervallfasten hat mir deutlich gezeigt, dass ich der Herr über meine Gelüste bin und, dass Nahrung nicht mein Leben bestimmen kann. Es gab mir zudem eine ganz andere Sicht über alle Lebensmittel und darüber, was sie im Körper alles verursachen können, dass ich auch aus Angst vor Krankheiten endlich etwas in meinem Leben ändern wollte!

Ich lebe seit Jahren mit meinem Wunschgewicht und halte es sogar. Meine Ernährung habe ich umgestellt und verbiete mir dennoch nichts. Zusätzlich unterstützt mich der Sport dauerhaft, mein Ziel nie aus den Augen zu verlieren und das heißt, nie wieder übergewichtig zu sein!

Möchtest du das auch? Möchtest du endlich

deine Kilos verlieren und deinem Körper etwas Gutes tun? Dann erfahre etwas über das Intervallfasten - eine Methode, mit der ich selbst viel abnehmen und mein Gewicht dauerhaft halten konnte. Ich werde dir in diesem Buch erzählen, was Intervallfasten überhaupt ist und wie es funktioniert. Dabei betrachten wir genau, was in deinem Körper passiert.

Danach zeige ich dir, wie man am besten mit dem Intervallfasten startet. Ich zeige dir auch die Vorteile und Risiken des Fastens, damit du genau Bescheid weißt. Unter anderem zeige ich dir verschiedene Methoden des Intervallfastens und wie du es schaffst, damit schnell abzunehmen.

Du bekommst von mir Antworten auf Fragen, die man sich häufiger stellt, wenn es um das Fasten geht und ich werde dir die häufigsten Fehler aufzeigen, damit du diese umgehen kannst und dir hilfreiche Tipps mitgeben. Da ich ebenso ein Personaltrainer bin und Erfahrung im Bereich Sport habe, werde ich dir auch bei diesem Thema einiges erzählen können.

Du wirst mit meinem Buch vieles über das Intervallfasten lernen. Wenn ich es geschafft habe, dann du erst Recht!

Sebastian Klaus

Einleitung

Immer mehr Menschen, wie du und ich wollen ihren Körper von Zeit zu Zeit entgiften. Sie wollen sich wieder wohlfühlen und gemeinsam mit ihrem Körper einen Neuanfang starten. *Gehörst du ebenfalls zu diesen Menschen? Vielleicht hast du andere Gründe dafür, um deinen Körper zu entlasten und möchtest einfach ein paar Kilos verlieren? Hast du einiges über das Fasten gehört oder gelesen und weißt dennoch nicht, wie du beginnen sollst?* Dann sollte man zuerst die Frage klären, was das Fasten im Allgemeinen ist.

Sebastian Klaus

Was ist Intervallfasten überhaupt?

Menschen fasten auf verschiedene Arten. Entweder sie verzichten auf feste Nahrung und das für einen bestimmten Zeitraum oder sie essen nur ausgewählte Sachen und wählen eine Saftkur oder eine basische Kur. Intervallfasten ist eine Form des Fastens, die bei einigen sehr beliebt ist. *Warum?*

Weil man sie variieren kann und es, grade für Anfänger, leichter ist nicht direkt auf Nahrung zu verzichten. Bei dieser Art des Fastens ist die Zeit entscheidend, deswegen wird es auch intermittierendes Fasten genannt. Das Intervallfasten hebt sich stark von dem Heilfasten ab, wo du gar keine Nahrung zu dir nehmen solltest.

Beim Intervallfasten isst du nur zeitweise, d. h. du richtest dich nach Stunden oder Tagen, in denen du etwas zu dir nimmst. So belastest du deinen Körper nicht unnötig, der sich erst einmal an die neue Situation gewöhnen muss. Zudem wird es dir helfen, dass Fasten länger durchzuhalten, um deine individuellen Ziele zu erreichen.

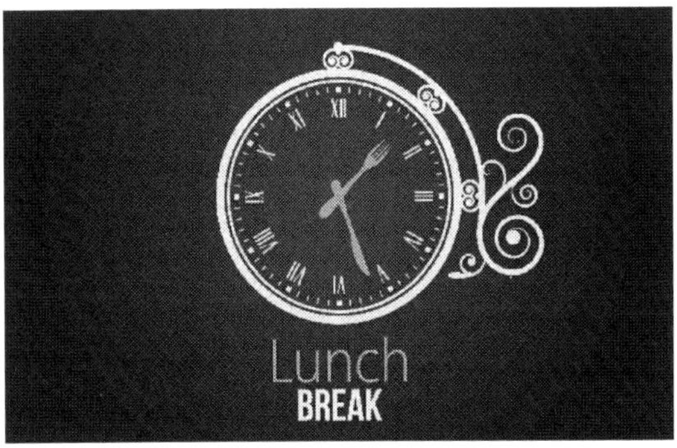

Beim Intervallfasten läuft es im Körper folgendermaßen ab: Du nimmst keine Nahrung zu dir und der Körper kurbelt seinen Glykogenspeicher an, also deine Fettspeicher. Du nimmst so richtig gut ab, aber du darfst nicht meinen, dass du dich in der Zeit auch noch schlecht ernähren darfst.

Du solltest schon darauf achten, was du isst, dir aber dennoch nichts verbieten. Du wirst definitiv Fett verlieren und keine Muskeln. Wenn du dabei noch auf deine Ernährung achtest, kannst du sogar Krankheiten, wie Diabetes und Krebs vorbeugen! *Wie kann man es sich erklären, dass das Fasten auf unseren Körper durch zeitweiligen Verzicht, gute Auswirkungen haben kann?*

Insulin und IGF-1 sind die Stoffe, die dafür verantwortlich sind. Beim Fasten ist der Insulinspiegel sehr niedrig, sodass der Körper eben das Fett als Energiequelle nehmen muss. IGF-1 ist dem Insulin sehr ähnlich und ist zudem auch für Krebs verantwortlich. Dieser Stoff wird beim Fasten ebenfalls gesenkt.

Du kannst das Intervallfasten problemlos in den Alltag integrieren. Du musst nicht mehr auf jede Kalorie achten, die sich auf der Hinterseite der Verpackungen befindet. Du richtest dich einfach nach Tagen oder Stunden, in denen du fastest.

Du darfst dann natürlich essen, was du möchtest, solltest aber auf die Menge achten, wenn du Gewicht verlieren willst. Gemüse und Obst, Nüsse, Kartoffeln und Vollkornprodukte, sowie Hülsenfrüchte sind eine sehr gute Wahl. Eiweiß hält ebenso lange satt und Wasser sollte nicht vergessen werden.

Die bekanntesten und beliebtesten Arten des Intervallfastens sind die 16:8 Methode und 5:2 Methode. Bei der ersten Methode fastest du die 16 Stunden, kannst aber auch mit 14 Stunden anfangen und isst die 8 oder 10 Stunden nichts.

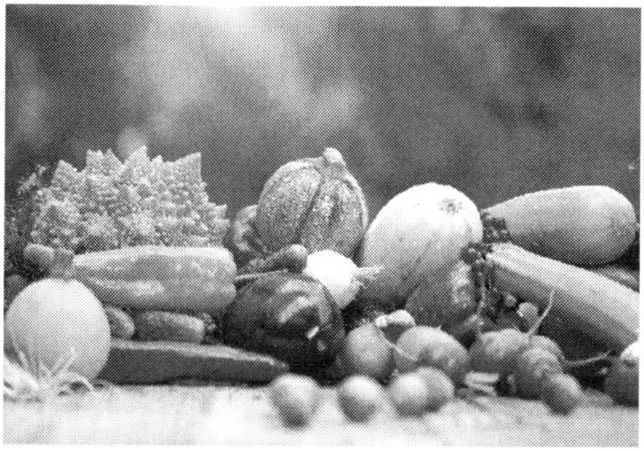

Die meisten verwendet diese Methode, weil es sehr gut in den Alltag passt. Die zweite Methode nennt sich auch alternierende Methode. Da isst du an zwei Tagen in der Woche nur 500 kcal oder gar nichts und die restlichen 5 Tage normal, bzw. ausgewogen. Auch diese Methoden variieren in der Zahl, je nachdem was dir lieber ist.

Wie funktioniert das intervallfasten?

Du solltest dich erst einmal grundsätzlich fragen, was beim allgemeinen Fasten in deinem Körper vor sich geht. Diese Phasen des „*Verzichtens*" kann man dann einfach auf die Intervalle beim Intervallfasten beziehen:

Wenn du fastest und gänzlich auf Nahrung verzichtest, wie das beim Heilfasten der Fall ist, muss der Körper auf das Fett zugreifen, was der Körper ihm zur Verfügung stellt. Denn er bekommt ja nicht mehr die Energie von Kalorien und Kohlenhydraten. Dadurch passiert es dann, dass dein Körper Fett verbrennt und es hilft dir auch, dich seelisch auf das Fasten vorzubereiten.

Man könnte auch von einer *„seelischen Umstellung“* sprechen. Die fängt allerdings schon vor dem Fasten an, also dann, wenn du den Entschluss gefasst hast, auf Nahrung zu verzichten. Was du vielleicht nicht wusstest - der Körper reagiert auf deine Entscheidung. Das nennt sich dann ergotrope Phase und das sorgt dafür, dass dein Organismus eine höhere Aktivität aufweist und deine Sympatikus-Nerven reagieren. Deine Seele hilft dir mit ihrer inneren Verdauung sehr gut dabei zu fasten.

Die ersten drei Tage wird dein Körper damit verbringen, dein Herz und Kreislauf System zu entlasten, den Fluss des Blutes zu verbessern und den Stoff- und Gasaustausch in den Kapillaren zu vereinfachen und das auf neurologischer, psychischer und hormoneller Ebene.

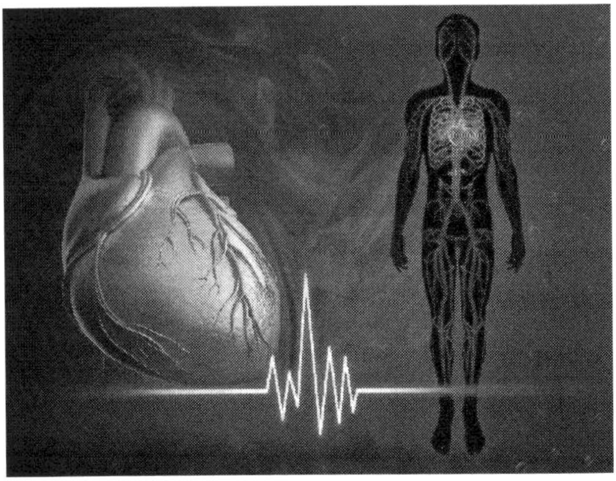

Du wirst nicht mehr so gestresst sein, denn durch das Fasten wirst du ruhiger und weißt, dass es besser ist, dem Alltag etwas zu entfliehen. Es kann jedoch passieren, dass du an Migräne oder Kopfschmerzen, sowie Reizbarkeit, Unlust und Müdigkeit und auch Übelkeit leiden kannst. Sogar deine Träume könnten in der Phase klarer nicht sein.

Zwischen Tag 7 und 14 setzen dann die Stoffwechselprozesse des Körpers ein. Du verbrennst sparsamer Eiweiß, stattdessen werden Fettsäuren, Ketonkörper und Glycerin verbrannt. Harnsäure und der Harnstoff steigen im Blut an, sowie auch die freien Fettsäuren.

Du wirst noch mehr Fett verbrennen und damit dann Aceton und Beta-Oxybuttersäure bilden, die dazu führen, dass du Ketonkörper durch den Harn ausscheiden kannst. Dadurch passiert es, dass dein Hungergefühl nach 3 Tagen schon weg sein kann. Außerdem entleert sich dein Magen und Darm.

In dieser zweiten Woche kann es passieren, dass wenn du dich übermäßig anstrengst, du an Unterzuckerung leiden kannst. Ebenso wie an Erschöpfung und Schlafstörungen, aber auch an Ausschlägen auf der Haut.

Die dritte Woche wird dir leichter fallen,

denn dein Körper verarbeitet die Reserven gänzlich ökonomisch und du wirst besser damit umgehen können, auf Nahrung zu verzichten. Deine Leber wird entlastet und deinen Gelenken wird das Fasten auch guttun. In dieser Woche wird der Darm auch gereinigt sein und kann sich wieder stabilisieren.

Dein Herz-Kreislauf-System und deine Atmung werden durch den Gewichtsverlust entlastet. Du wirst viel mehr Energie zur Verfügung haben und leistungsfähiger sein. Ziehst du das Fasten noch eine vierte Woche durch, wird deine innere Verdauung sogar dafür sorgen, dass deine Zellen sich besser abbauen können und das wirkt sich auch sehr auf die Gesundheit aus. Krankheiten, die rheumatisch, immunologisch oder allergisch bedingt sind, werden sich verbessern.

Wie kann man das Ganze jetzt auf das Intervallfasten beziehen? Die Phasen, die ich beschrieben habe, passieren ebenfalls, wenn du für 16 Stunden oder 2 Tage auf Nahrung verzichtest. Wenn du dies aber für den Anfang nicht machen möchtest, unterstützt eine Ernährungsumstellung, wo du nur noch gesunde Lebensmittel zu dir nimmst und auch auf Kalorien und Kohlenhydrate verzichtest, ebenfalls positiv dein Gewichtsverlust. Im nächsten Kapitel zeige ich dir ganz einfach, wie du am besten mit dem Intervallfasten starten kannst.

Wie startet man am besten?

Ich habe dir einen Beispielplan fertiggestellt, der beide Methoden enthält: Die 16:8 Methode und die 5:2 Methode. Letztendlich beginnt man mit dem Fasten aus einer Entscheidung heraus, die man für sich selbst treffen sollte. Bevor du mit dem Intervallfasten beginnst, ist es wichtig, dass du dir ein paar Punkte vor Augen führst:

Die Regeln der jeweiligen Methode und **Was nicht erlaubt ist**

Wie du siehst - es sind nur zwei Punkte auf meiner Liste, die das Fasten einfacher für dich machen können. In diesem Plan habe ich dir einen Beispiel-Tag und eine

Beispiel-Woche aufgelistet. Die ist individuell gestaltbar.

Die Regeln der 16:8 Methode sehen wie folgt aus:

Du fastest 16 Stunden (1)

Du darfst 8 Stunden lang etwas essen (2)

Lass das Frühstück lieber ganz weg (3)

Was in der Fastenzeit nicht erlaubt ist, sind:

Nahrung oder ungesunde Nahrung (1)

Kaffee mit Milch oder Zucker (2)

Eiweißshakes (für die Sportler unter euch) und Nahrungsergänzungsmittel (3)

Bei der 16:8 Methode könnte ein ganzer Tag für dich so aussehen:

8 Uhr morgens: Du darfst Wasser, ungesüßten Tee oder schwarzen Kaffee zu dir nehmen.

13 Uhr mittags: Deine erste Mahlzeit ist das Mittagessen. Iss dich ruhig satt.

21 Uhr abends: Deine letzte Mahlzeit ist das Abendessen, wo du dich ebenfalls satt essen solltest.

Die Regeln für die 5:2 Methode lauten:

Du isst 5 Tage in der Woche ganz normal (1)

An 2 Tagen davon, darfst du maximal 500 Kalorien zu dir nehmen. Die Männer um die 600 Kalorien (2)

Du kannst dir frei aussuchen, an welchen Tagen du fasten möchtest (3)

Eine Woche mit dieser Methode könnte

so aussehen:

Montag - Du fastest und nimmst 500 oder 600 Kalorien zu dir

Dienstag - Du isst wie gewohnt

Mittwoch - Dein 2. Fastentag mit 500 oder 600 Kalorien

Donnerstag - Du isst wie gewohnt

Freitag - kein Fastentag

Samstag und Sonntag - Auch an diesen Tagen wird nicht gefastet

Vorteile des Intervallfastens und seine Entgiftung

Das Intervallfasten bietet dir viele positive Effekte, von denen du bestimmt noch nicht viel wusstest. Auch der Entgiftungsaspekt ist sehr wichtig und wird dir hier genauer erklärt.

Es hat Auswirkungen auf deine Zellen, Hormone und Gene (1)

Beim Fasten generiert sich der Körper wieder und verändert damit auch seinen Hormonhaushalt. Das Fett im Körper wird so zugänglicher. Der Insulinspiegel, der meist sehr hoch ist, wird so heruntergeschraubt, dass die Fettverbrennung viel leichter vonstattengehen kann.

Auch dein HGH-Wert wird sich beim Fasten erhöhen, und zwar um das 5-fache. Das ist das Wachstumshormon, was die Fettverbrennung ebenfalls leichter machen wird. Zudem unterstützt dieses Hormon den Aufbau deiner Muskeln.

Deine Zellen reparieren sich und können viel besser die schädlichen Stoffe abtransportieren. Auch deine Gene werden sich verändern, was dir eine höhere Lebenserwartung versichert und dich besser vor Krankheiten schützt.

Du wirst dein Bauchfett los (2)

Das Fasten ist meist ein Grund fürs Abnehmen. Denn wir Menschen wollen ohne viel Aufwand, Erfolge erzielen. Beim Fasten ist es noch einfacher abzunehmen, da man sich keine Kalorien zuführt, die durch hartes Training wieder abtrainiert werden müssen.

Das Fasten unterstützt auch bestimmte Hormone, die eine Gewichtsabnahme ermöglichen. Der Stoffwechsel erhöht sich zudem auf 14 %. Gewisse Studien bestätigen dies sogar. So wurde bei den Teilnehmern einer Studie aus dem Jahr 2014 eine Gewichtsabnahme von 8 % über einen Zeitraum von 24 Wochen gewährleistet und die Teilnehmer verloren dadurch auch 7 % ihres Bauchfettes.

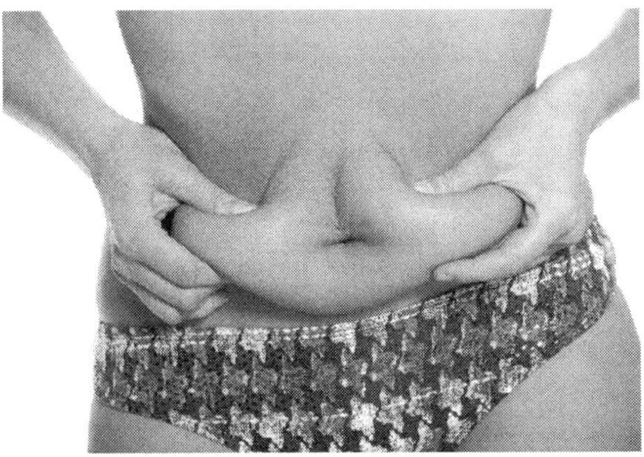

Niedriges Diabetes Risiko (3)

Diejenigen, die an Diabetes erkranken, haben mit hohen Blutzuckerwerten zu kämpfen. Senkt man die Insulinresistenz, wird auch der Blutzucker niedriger. Das Fasten kann dies ermöglichen. So kann man den Blutzucker um 6 % senken und das Insulin um 31 %.

Keine Entzündungen im Körper (4)

Im Körper bilden sich Radikale, die durch Stress ausgelöst werden. Die brauchen Schutz, damit der Körper sie abbauen kann. Wenn dieser Schutz fehlt, bildet der Körper den oxidativen Stress, der mit der DNA des Menschen und Proteinen reagiert und so die Radikale beschädigen kann. Das Fasten baut den Schutz auf und dein Körper wird stressresistent. Zudem kann

Intervallfasten Entzündungen im Körper abbauen, aber dazu mehr in einem späteren Kapitel.

Intervallfasten ist eine Herzensangelegenheit (5)

Übergewicht oder ein hoher Blutzucker sorgen leider für die Erkrankung des Herzens. Wenn du fastest, stabilisierst du deinen Blutdruck und senkst deinen Blutzucker. Selbst dein Cholesterinspiegel wird sich dadurch verbessern.

Der Körper repariert seine Zellen (6)

Im Körper findet der Autophagie Prozess statt, d. h. der Körper befreit sich von dem, was nicht gut für ihn ist und erneuert seine Zellen. Von den Zellen, die beschädigt sind oder nicht mehr zu gebrauchen, werden die Proteine und Enzymen geteilt und mit Ubiquitin verbunden.

Der Körper zerteilt diese dann weiter in Aminosäuren, die verwendet werden können. Ist deine Autophagie hoch, schützt sie dich vor Krankheiten, wie Krebs und Alzheimer. Zu diesem Begriff komme ich aber gleich wieder zurück, wenn es um die Entgiftung beim Fasten geht.

Du beugst mit dem Fasten Krebs vor (7)

Wachsen die Zellen ohne Kontrolle im Körper, entsteht meist die Krankheit, vor der sich die meisten Menschen fürchten: Krebs. Das Fasten hat einen positiven Einfluss auf den Stoffwechsel und kann Krebs somit vorbeugen. Die, die leider schon an dieser Krankheit erkrankt sind, müssen nicht unter den Nebenwirkungen der Chemotherapie leiden, wenn sie Fasten.

Fasten stärkt dein Gehirn (8)

Wie bereits kurz erwähnt, verbessert das Intervallfasten den Stoffwechsel und so auch die Funktionen des Gehirns. Es wurde an Ratten festgestellt, dass Fasten das Wachstum der Nervenzellen fördert. So steigerte sich auch die Funktion des Gehirns und die Denkleistung nahm ebenfalls zu.

Zudem wurde ebenso an Tieren festgestellt, dass das Fasten Hirnschäden, die durch einen Schlaganfall entstehen können, nicht begünstigt. Wenn du fastest, wird das Hormon BDNF ausgeschüttet, was dich vor Depressionen und Gehirndysfunktionen schützen kann.

Fasten verhindert Alzheimer (9)

Alzheimer gehört zu den Erkrankungen, die man am besten vorbeugen sollte, da sie nicht heilbar ist. Menschen, die bereits unter Alzheimer leiden, konnten mit dem Intervallfasten die Krankheit verlangsamen und ebenfalls verringern. Fasten schützt sogar vor Parkinson und Huntington.

Eine hohe Lebenserwartung durch das Fasten (10)

Wusstest du, dass du mit dem Fasten dein Leben verlängern kannst? Das zeigten Studien an Ratten, die jeden zweiten Tag fasteten und somit ihre Lebensdauer um 83 % erhöhten.

Es ist leicht in seiner Anwendung (11)

Beim Intervallfasten ist es sehr entspannend, dass es zu dem Kurzzeit-Fasten gehört. So brauchst du keine Vorarbeit leisten und kannst, wenn du es regelmäßig machst, 80 % der Vorteile mit dem Intervallfasten erzielen, was du auch vom Heilfasten bekommst. Die Regeln des Intervallfastens sind sehr einfach und bestehen meist nur aus 3 Punkten.

Du kannst ebenso direkt starten und musst dich nicht lange informieren. Zudem ist es auch sehr unkompliziert, weil man einfach nichts tun muss, nämlich nichts oder weniger essen. Du musst dir nichts verbieten, du musst auf nichts verzichten, du musst keine lästigen Kalorien zählen und auch nichts wiegen, die Rezepte sind nicht aufwendig und du kaufst keine Zusatzprodukte ein, die teuer sind.

Es ist flexibel und du kannst es nach deinen Wünschen gestalten (12)

Beim Intervallfasten ist es wichtig, dass du den regelmäßigen Wechsel vom Essen und Nicht-Essen beibehältst. Entscheidend ist, dass es eine bestimmte Zeit ist, wo du nichts oder wenig isst. Wann du fastest, kannst du dir, dank der unzähligen Methoden, selbst aussuchen.

Frühstückst du liebend gerne? So kannst du dies ausgiebig tun und deine Pause auf den Abend verschieben. Ist dir dein Frühstück nicht so wichtig, hast du morgens nie Hunger oder bist einfach sehr beschäftigt, solltest du abends essen.

Du bist sogar flexibel in der Zeitdauer des Fastens. Du kannst 14 Stunden oder 20 Stunden fasten, an drei Tagen oder sogar nur an einem Tag. So kannst du für dich festlegen, wie und wann du fasten möchtest. Selbst wenn es passiert, dass du deine Stunden mal nicht ganz einhältst, wird das Intervallfasten dennoch funktionieren.

Du kannst das Intervallfasten mit jeder Ernährung verbinden (13)

Ernährst du dich low carb, vegetarisch oder vegan, ketogen oder glutenfrei? Du kannst das Intervallfasten dennoch machen, ganz egal, welche Ernährung du bevorzugst. Sogar die Menschen, die Fastfood über alles lieben, haben etwas von den Pausen.

Es ist gesund (14)

Das Intervallfasten birgt einige positive Effekte, die von Menschen, die es selbst gemacht haben, sowie auch von Wissenschaftlern bestätigt werden. Deine Blutwerte werden sich verbessern, deine Zellen werden wieder sensitiver für das Insulin, das bei unkontrollierten Essen aus der Bahn geraten kann, du stärkst dein Immunsystem und verbesserst dein Gewicht.

Es ist für (fast) jedermann (15)

Es ist nicht wichtig, ob du eine Hausfrau, ein Profisportler oder ein Geschäftsmann bist. Wenn du gesund bist, kannst du das Intervallfasten problemlos angehen. Du kannst von dem Fasten nur profitieren und auch wenn du eine Erkrankung hast, kann das Intervallfasten die Heilung fördern und deine Beschwerden lindern. Sprich jedoch lieber mit deinem Arzt darüber.

Es spart Zeit (16)

Mit dem Intervallfasten sparst du Zeit, da du ja in den Pausen nichts weiter tun musst, als zu fasten. So fallen die Einkäufe weg, das Kochen und das Einräumen des Geschirrspülers. Du musst ebenfalls nicht auswärts essen gehen und die Kantine auf der Arbeit brauchst du ebenfalls nicht zu beachten.

Es ist kostenlos und du sparst Geld dabei (17)

Die unzähligen Diäten und bestimmten Ernährungsweisen können ganz schön kostspielig sein. Beim Intervallfasten brauchst du dir keine Shakes oder Proteinriegel zu kaufen. Da einige Mahlzeiten durch die Pausen wegfallen, sparst du ebenso Geld. Dieses kannst du stattdessen für etwas Leckeres und Qualitatives ausgeben, wenn deine Essenspausen vorbei sind.

Es ist aus psychologischer Sicht effektiv (18)

Warum nehmen die meisten Menschen nicht ab, obwohl sie eine Diät nach der anderen anfangen? Weil sie es nie lange durchhalten. Sie müssen auf bestimmte

Nahrungsmittel verzichten, die sie sonst gerne essen und zählen sogar die Kalorien, was auf Dauer echt lästig werden kann. Beim Intervallfasten kann das nicht passieren, dass du aufgibst. Du weißt, dass du einige Stunden lang essen darfst, was du möchtest und dich sogar satt essen darfst.

Du hast deine Ernährung somit langfristig umgestellt (19)

Wie bereits erwähnt, musst du beim Intervallfasten auf nichts verzichten. Du kannst das Fasten in deinen Alltag einbauen und das so, wie es dir beliebt. Du kannst das Fasten für immer so weitermachen und wirst dein Gewicht sogar halten, wenn du die Essenspausen reduzierst.

Es wird leichter sein, durchzuhalten (20)

Leider haben es viele Diäten so an sich, dass sie deine Geduld hart auf die Probe stellen. Auf Dauer wirst du es immer schwerer haben, auf deine Lieblingsnahrung zu verzichten und die Kalorienmenge niedrig zu halten. Schwerer wird es, wenn du das für einen Monat durchziehen willst. Ich kann dir versprechen, dass das mit dem Intervallfasten nicht passieren wird. Hier musst du dich nur für paar Stunden zusammenreißen.

Du wirst weniger Hunger verspüren (21)

Die meisten haben Angst vor dem Hungergefühl und das sie mit leerem Magen schlafen gehen müssen. Macht man eine Diät, hat man immer das Gefühl, nicht richtig satt zu sein. Beim Intervallfasten nimmst du nur 2 Mahlzeiten zu dir, dafür dürfen diese aber groß sein. Wenn du abnehmen möchtest, ist es besser große

Mahlzeiten zu dir zu nehmen, statt viele kleine über den Tag verteilt.

Deine Leistung verbessert sich (22)

Viele Menschen, die das Intervallfasten begonnen und durchgezogen haben, berichten, dass sie ihre Leistung steigern konnten. Du wirst viel mehr Energie zur Verfügung haben und konzentrierter sein. Die meisten können, während des Fastens, viel produktiver arbeiten.

Das Intervallfasten hilft dem Körper dabei zu entschlacken und zu entgiften. Die Autophagie, also Zellerneuerung wird demnach begünstigt und der Körper kann seine Giftstoffe abbauen. Die Zellen können sich so erneuern, Mutationen und somit Krebs verhindern. Im Folgenden gebe ich dir 5 Tipps mit, wie du die Autophagie und die damit verbundene Entgiftung beschleunigen kannst:

Tipp 1: Informiere dich

Mache nicht den Fehler und faste, ohne dir davor Gedanken darüber gemacht zu haben. Man springt auch nicht einfach so in unbekannte Gewässer, sondern informiert sich davor. Dein Darm muss sich auf das Fasten einstellen und deswegen sind 3 Entlastungstage sehr hilfreich, um den Körper auf die Schonzeit vorzubereiten. An diesen Tagen isst du nur Gemüse und Reis.

Tipp 2: Trinken nicht vergessen

Das Trinken ist während des Fastens fast noch wichtiger als überhaupt schon. Die

Niere und dein Darm können so besser die Gifte aus deinem Körper spülen. Dafür musst du allerdings bis zu 3 Liter trinken. Es muss aber nicht nur langweiliges Wasser sein, auch verdünnte Gemüse- und Fruchtsäfte, sowie Kräutertees und Molke oder auch eine salzarme Gemüsebrühe geht auch.

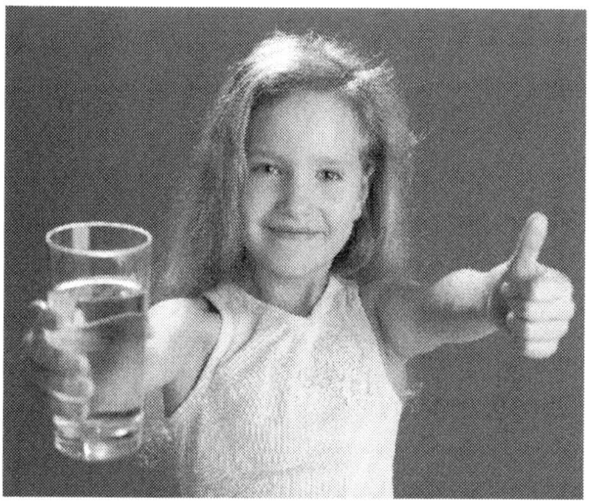

Tipp 3: Belaste dich nicht unnötig

Alkohol, Nikotin, Süßigkeiten oder Kaffee sollten weggelassen werden. Diese Dinge belasten deinen Körper nur. Auch Lebensmittel, die Zucker und Weißmehl enthalten, sowie ungesunde Fette oder frittiertes gehört nicht zu einer Entgiftungskur.

Tipp 4: Entleere deinen Darm

Um den Körper optimal zu entgiften, musst du deinen Darm reinigen, damit auch dieser wieder neu saniert werden kann. Dafür verwendest du Passagesalz, was du in Wasser auflöst. Du kannst natürlich auch Bittersalz zu dir nehmen oder auch Sprudelsalz, was wesentlicher besser schmeckt. Sobald dein Darm weitgehend leer ist, wirst du auch weniger Hunger verspüren.

Tipp 5: Löse dich vom Alltag

Beim Fasten findet nicht nur eine Entgiftung des Körpers stand, sondern meist auch des „inneren Haushaltes". Deshalb ist es sehr wichtig, dass du dich, so gut es geht, vom Alltag lösen kannst. Du solltest Ruhe in deinen Tag integrieren und lernen zu entspannen.

Risiken des Intervallfastens

Das Fasten bringt viel mehr Vorteile mit sich, als Nachteile. Dennoch gibt es einige Gruppen, die mit dem Fasten vorsichtig umgehen sollten. Es könnte, gerade für Kranke oder Schwangere, einige Risiken geben. Generell sollten Menschen, die unter Psychosen, Herzkrankheiten oder HIV leiden, nicht Fasten.

Auch Menschen mit Depressionen, die schwanger sind oder stillen, die unter Anorexie oder Erschöpfung leiden, aber auch diejenigen, die eine Kortison Therapie machen, sollten erst einmal mit ihrem Arzt sprechen. Bei diesen Krankheiten ist eine regelmäßige Nahrungsaufnahme sehr wichtig und das Fasten würde mehr Schaden anrichten, als hilfreich sein.

Fasten an sich kann jeder für sich allein machen und braucht dabei keine ärztliche Aufsicht, jedoch empfiehlt es sich meist, als Anfänger mit einem Arzt darüber zu reden, um Fehler während des Fastens zu vermeiden. In einem späteren Kapitel gehe ich jedoch ebenfalls auf diese sogenannten Fehler ein.

Das Fasten kann jedoch die Wirkung von Medikamenten beeinträchtigen und schon deswegen ist es wichtig den Arzt zu konsultieren. Besonders Menschen, die unter Herz-Kreislauf Problemen leiden oder Krebs haben, sollten immer unter Beobachtung sein.

Gerade zu Beginn ist es für Anfänger wichtig zu wissen, welche Nebenwirkungen beim Fasten auftreten können. Der Körper muss sich umstellen und so kann es passieren, dass man mit Müdigkeit und

Abgeschlagenheit zu kämpfen hat. Unter anderem werden Stresshormone vom Körper ausgeschüttet, weil dem Körper auf eine gewisse Weise die Nahrung fehlt.

Diese Hormone sind zwar gut gegen Entzündungen, aber nicht unbedingt gut für einen selbst. Durch Stress führen wir unserem Körper all die Giftstoffe wieder zu, die wir beim Fasten verlieren. In dieser Zeit sollte man sich deswegen ausreichende Entspannung gönnen.

Für Frauen kann das Intervallfasten zudem schwieriger ablaufen als für Männer. Das liegt daran, dass Frauen eher empfindlich sind, was den Hunger angeht. Der Körper einer Frau schüttet beim Fasten die Hormone Ghrelin und Leptin aus, die für den Hunger zuständig sind. Frauen, die während des Fastens einen Kinderwunsch hegen, sollten wissen, dass

Fruchtbarkeitsprobleme auftreten können.

Unter anderem können auch Stoffwechselbelastungen, Depressionen und Angstzustände, Schlafstörungen, sowie auch eine unregelmäßige Menstruation zustande kommen. Dies liegt daran, dass der Körper in einem hormonellen Ungleichgewicht ist. Zwar weiß der Körper nicht, dass du nicht absichtlich hungerst, weswegen er versucht dich zu schützen.

Das Intervallfasten ist jedoch eine kleine Ausnahme, weil du ja 8 Stunden, Nahrung zu dir nehmen darfst, weswegen auch kein Jo-Jo-Effekt entstehen wird. Gerade, wenn man das Intervallfasten langfristig durchzieht, sollte man in diesen 8 Stunden auch gesund essen.

Ich würde jedoch empfehlen, gerade als Anfänger, zusammen mit einem Ernährungscoach das Fasten zu beginnen. Es ist total normal, dass der Körper ins Ungleichgewicht fällt - das ist bei jeder Diät oder Ernährungsumstellung ebenso der Fall.

Das sollte kein Grund für dich sein, das Intervallfasten nicht weiter in Betracht zu ziehen. Mit erfahrenen Coaches wirst auch du dein Ziel erreichen!

Wie kann das Intervallfasten dabei helfen, schnell abzunehmen?

Das Abnehmen ist für die meisten mit mühsamer Ungeduld assoziierbar. Sie denken dann an hartes Training und Verzicht und die Hungergefühle kommen noch dazu. Das Intervallfasten ist eine angenehme Methode effektiv und schnell Gewicht zu verlieren. Du nimmst ja nur in den 8 Stunden deine Nahrung zu dir und so wird es leichter sein, ein Kaloriendefizit zu erreichen, als bei einer herkömmlichen Diät.

Wissenschaftler haben zudem getestet, dass man mit Intervallfasten 3,9 % Fett verlieren kann und sogar 8 cm seines

Bauchumfangs. Dies bestätigte eine Studie an der Universität in Kassel, wo zwei Laufgruppen über 12 Wochen getestet wurden. Was du vielleicht noch nicht wusstest: Das viszerale Körperfett ist das gefährlichste in unserem Körper, denn es umschließt die Organe. Dieses schmilzt jedoch ebenso beim Intervallfasten.

Es hängt jedoch immer von einigen Faktoren ab, wie schnell man abnehmen kann: Von der Art des Intervallfastens und seiner Strenge und Disziplin, sowie auch von deinem eigenen Körper. Laut Studien verlieren Frauen ein halbes Kilogramm pro Woche. Wenn man sein Traumgewicht erreicht hat, reicht es nur einen Tag pro Woche zu fasten, um es auch zu halten und selbst daran wird man sich gewöhnen.

Methoden des Intervallfastens und die 16:8 Methode

Es gibt viele Arten des Intervallfastens. Das Gute ist, dass für jeden Typ etwas dabei ist und man sich auch durch die verschiedenen Methoden durchprobieren kann. Vielleicht fängst du mit der 5:2 Methode an und stellst fest, dass du doch lieber die 16:8 Methode machen möchtest? Diese Methode ist definitiv die geeignetste für Anfänger, aber darauf werde ich später eingehen.

Die erste Methode: 12 Stunden Methode

Das ist die einfachste Form des Intervallfastens. Hier fastest du am Tag 12 Stunden lang. Das ist für die meisten recht einfach, weil sie das Gefühl haben, dass sich nichts großartig für sie ändert, wenn sie, wie sonst auch ab 20 Uhr abends bis 8 Uhr morgens nichts essen.

Da kann es sogar sein, dass es einem nicht schwerfallen wird, gar nichts zu sich zu nehmen. Diese Methode ist natürlich für die Menschen, die sehr spät zu Abend essen und dann am nächsten Morgen ebenfalls frühstücken nicht die idealste Form. Aber auch hier ist es dann möglich von 10 Uhr morgens bis 22 Uhr abends zu fasten.

Die zweite Methode: 16 Stunden Methode

Kommen wir zu der berühmten 16 Stunden Fasten Methode, auf die ich aber später noch einmal genauer eingehen werde. Hier kommt es auch wieder auf die Kombination der Uhrzeit an. Wenn du die 12 Stunden Methode einst ausprobiert hast, wird dir die 16 Stunden Methode nichts ausmachen. Männer schaffen diese Methode sehr gut, Frauen wird empfohlen mit 14 Stunden zu beginnen.

Man könnte abends um 18 Uhr die letzte Mahlzeit zu sich nehmen und um 10 Uhr morgens die erste wieder einnehmen. Beispielsweise würde es auch gehen, um 22 Uhr abends die letzte Mahlzeit zu essen und dann am nächsten Tag um 14 Uhr mittags die erste. Dennoch solltest du darauf achten, dass du nicht zu spät isst, da deine Verdauung am Abend eher träge ist als am Morgen.

Ich würde dir außerdem nicht raten, um 15 Uhr mittags deine letzte Mahlzeit zu nehmen und dann schon um 7 Uhr morgens zu frühstücken. Dein Körper ist morgens noch mit der Entschlackung beschäftigt und du solltest ihn dabei nicht unterbrechen.

In den 8 Stunden, in denen du essen darfst, nimmst du dennoch nur zwei Hauptmahlzeiten zu dir und keine Zwischenmahlzeiten. Stattdessen trinkst du Wasser oder Kräutertees. Möchtest du allerdings einen Kaffee trinken oder einen Saft, musst du die mit den Mahlzeiten zusammen genießen.

Die 16:8 Methode hilft Übergewicht und chronische Entzündungen im Körper vorzubeugen. Außerdem schützt sie vor Lebererkrankungen und Diabetes. Erstaunlich ist, dass du in den 8 Stunden auf dieselbe Kalorienanzahl kommen kannst wie jemand, der nicht fastet und du dennoch abnimmst.

Die dritte Methode: Jede Woche 2 Tage Methode

Eine andere, ebenfalls beliebte Methode, ist die 5:2 Methode. Du nimmst an fünf

Tagen in der Woche Nahrung zu dir und an zwei Tagen der Woche reduzierst du deine Kalorien auf 500 für die Frauen und 600 für die Männer. Achte darauf, dass deine Fastentage nicht hintereinander stattfinden, sondern 2–3 Tage dazwischenliegen.

Also entweder du nimmst den Montag und den Donnerstag oder den Dienstag und den Freitag. Eine Studie zeigte, dass 107 Frauen, die an Übergewicht litten, einen sehr guten Erfolg mitnehmen konnten, anders als das mit Diäten der Fall war.

Bei dem Intervallfasten wirkt es nicht, als würde man auf etwas verzichten, da es nur zwei Tage sind, an denen man seine Kalorienmenge herunterschrauben muss. Die 5:2 Studie ist auch dafür bekannt, dass sie den Insulinpegel senkt und Diabetes vorbeugt. Man kann diese Methode sehr gut mit der 1. oder 2. Methode kombinieren, wenn man das möchte.

Die vierte Methode: Jeden zweiten Tag Methode

Diese Methode ist eine fortführende zu der 3. Methode. Die meisten erreichen damit schneller ihr Traumgewicht, da sie jeden zweiten Tag fasten und dann auch wirklich keine Nahrung zu sich nehmen und nur Wasser, Brühe, Säfte oder Kräutertees trinken. An den Tagen, wo man essen darf, nimmt man die Menge zu sich, die normal ist.

Also auch hier gilt: Nicht übertreiben! Man kann natürlich auch diese Tage dazu nutzen, Cheat Days zu machen. Diese Tage sind dafür da, um alles zu essen, was einem nur in den Sinn kommt. Eine Studie im November 2013 zeigte, dass das Intervallfasten sich positiv auf das Gewicht und das Herz auswirkt.

Es wurden zwei Gruppen getestet: Die eine Gruppe aß normal und die andere Gruppe fastete jeden zweiten Tag mit 25 % der Kalorienmenge, die für ihren Energiebedarf erforderlich waren und aß an den anderen Tagen so viel sie nur wollten.

Die Gruppe, die gefastet hatte, wogen nach 12 Wochen 5 Kilogramm weniger, als die andere Gruppe. Für Anfänger ist diese Methode jedoch auf Dauer zu anstrengend und ebenfalls nicht leicht. Hier wird die Disziplin stark geprüft.

Die fünfte Methode: 1 x wöchentlich Methode

Es gibt sogar die Möglichkeit nur an einem Tag in der Woche zu fasten. Allerdings musst du an diesem Tag ganz auf feste Nahrung verzichten und darfst nur Wasser und Tee zu dir nehmen. Man nennt diese Methode auch 24-Stunden-Fasten, weil man nicht unbedingt einen Tag lang fasten muss, sondern meist nur 24 Stunden lang.

Die meisten finden die 24 Stunden für den Anfang zu lang und probieren eher die 12 Stunden oder 16 Stunden aus. Du kannst dann diese Zeit nach und nach auf 24 Stunden erweitern, wenn du dich langsam an das Fasten gewöhnt hast.

Die sechste Methode: Mahlzeit weg Methode

Gerade als Anfänger kann es hilfreich sein, eine Mahlzeit wegzulassen. Vielleicht bist du jemand, der morgens keinen Hunger hat, dann bietet es sich an das Frühstück ausfallen zu lassen, da es dir bestimmt nicht schwerfallen wird. Alternativ kannst du auch das Abendessen weglassen, wenn du abends nicht unbedingt etwas essen musst.

Manche streichen auch das Mittagessen, aber das kommt seltener vor. Hierbei kommt es auf deinen Körper an und darauf, wie gut du ihm zuhörst. Du musst lernen, seine Signale zu deuten und dich nach deinem Hungergefühl zu richten. Hör auf, etwas zu essen, weil du es gewohnt bist oder weil du irgendwo gelesen hast, dass das Frühstück die wichtigste Mahlzeit des Tages ist. Du kannst nur gewinnen, indem du mehr auf deinen Körper hörst.

Die siebte Methode: Die Warrior Diät

Diese Diät-Art ist eine der extremsten im Intervallfasten: Du darfst tagsüber nichts essen, außer kleine Snacks oder Rohkost, wie Gemüse, Obst und ein paar Nüsse.

Bist du ein Sportler oder eine Sportlerin, darfst du sogar dein Proteinshake zu dir nehmen. Zum Abendessen gibt es dann eine große Mahlzeit und hier darfst du essen, worauf du Lust hast.

Ori Hormekler ist der Erfinder der Warrior Diät. Er ist der Meinung, dass unsere Vorfahren am Tag gejagt haben oder sammeln waren und, dass sie erst am Abend Zeit hatten, zu essen. So kann es für den Körper, aufgrund der Urinstinkte, nur gut sein, wenn man abends etwas isst. Diese Mahlzeit deckt dann den Bedarf an Proteinen, Kohlenhydraten, Fetten und Gemüse. Tagsüber wird der Hunger nur leicht sein und wenn man Sportler ist, sollte man seine Trainingseinheiten besser vor dem Abendessen machen.

Ich persönlich halte allerdings nicht viele von dieser Intervallfastenmethode, da es nicht sehr einfach ist, genügend Nährstoffe und Vitalstoffe mit einer großen Mahlzeit dem Körper zuzuführen. Die meisten Menschen tun sich mit großen Portionen schwer, da sie dann unter Magenschmerzen leiden und nicht gut schlafen können. Die Menschen unter euch, die es gewohnt sich, abends viel zu essen, sollten sich die Warrior Diät vornehmen.

Die achte Methode: Saftfasten

Diese Form des Fastens kann 8 Tage dauern und es wird nur Flüssigkeit eingenommen. Davon trinkt man dann 3 Liter über den Tag verteilt. Es muss allerdings nicht nur Wasser sein, auch Kräutertees, Gemüsebrühe oder Obstsäfte sind erlaubt. Man sollte auch Entlastungstage mit einbauen, wo man Reis oder Rohkost zu sich nimmt.

Das Saftfasten ist für die meisten Menschen eher eine Möglichkeit ihre Gewohnheiten zu verändern und den Körper zu entgiften. Meist macht man diese Art der Intervallkur, um ebenso Gewicht zu verlieren. Diese Form des Fastens kann jedoch sehr stark auf die Psyche gehen und auch körperliche Probleme mit sich bringen.

Die Flüssigkeiten allein geben dem Körper keine Energie - dadurch verliert man bis zu 6 Kilogramm, jedoch geht dem Körper einiges an Wasser verloren. Hört man dann mit dem Fasten auf, kann das Gewicht leider sogar ansteigen und mehr als zuvor werden, also besteht hier eine größere Wahrscheinlichkeit des Jo-Jo-Effekts.

Ebenso werden die Muskeln rasch abbauen, weil ihnen das Eiweiß fehlt. Wer dies jedoch einmal ausprobieren möchte, kann dies 8 Tage ohne Bedenken tun, aber nicht länger.

Die neunte Methode: 10-in-2 Methode

Bei dieser Methode isst man einem Tage und am nächsten Tag fastet man. An den Tagen, wo gefastet wird, darf nur Wasser, Gemüsebrühe, ungesüßter Tee oder ungesüßter Kaffee getrunken werden. Du kannst mit dieser Methode des Intervallfastens sehr schnell abnehmen, da dein Körper mehrmals an deine Fettreserven darf.

Außerdem ist diese Kur sehr gut gegen das Altern und schützt deine Immunfunktionen. Allerdings ist diese Form ebenso sehr schwer durchzuhalten und auch für den Alltag schwer umzusetzen. So kann es sein, dass du an den Tagen, wo du nicht fastest, dich vermehrt ungesund ernährst.

Die zehnte Methode: Null Methode

Bei dieser Form verzichtest du für mehrere Tage oder Wochen auf feste Nahrung. Dadurch wirst du deutlich mehr Durst verspüren und solltest auch 3 Liter zu dir nehmen. Bei der Nulldiät verlierst du natürlich sehr schnell und viel an Gewicht, doch am Anfang wird der Körper nur Wasser verlieren und ab dem 2. Tag geht er an die Eiweißreserven und Fettreserven.

Das Fatale darin ist, dass zwar das Fett in deinem Körper das ist, von dem Energie gewonnen wird, allerdings wirst du weniger Harnsäure ausscheiden können und möglicherweise Gicht und Nierensteine bilden. Nach zwei Wochen mit dieser Nullmethode werden die zwei Kilogramm, die du verlierst, Muskelmasse sein und wichtige Stoffe werden dem Körper entzogen. Das Ganze kann zu Herzrhythmusstörungen führen.

Die elfte Methode: Modifiziertes Essen

Bei der letzten Methode des Intervallfastens trinkst du 2–3 Liter Getränke, die keine Kalorien enthalten und isst 50–100 Gramm Proteine. Diese gibt es dann als Konzentrat, was du in der Apotheke finden wirst.

Diese Konzentrate beinhalten unter anderem auch ein wenig Kohlenhydrate, Mineralstoffe und Vitamine. Du kannst zusätzlich auch eiweißhaltige Lebensmittel, wie Quark essen. Bei der Methode nimmst du nur 500 Kilokalorien zu dir und kannst somit gut an Gewicht verlieren. Die Proteine veranlassen, dass du keine Muskelmasse verlierst.

Gerade Menschen, die sehr übergewichtig sind und an Adipositas leiden, können bei dem modifizierten Essen in vier Wochen um die 12 Kilogramm verlieren. Allerdings darf man diese Methode nur 3 Monate machen und ebenso nur unter ärztlicher Aufsicht, da es zu Gichtanfällen und Gallenkoliken kommen kann.

Intervallfasten mit der 16:8 Methode

Die 16:8 Methode ist die Form des Intervallfastens, die von den meisten Menschen gewählt wird. Man fastet 16 Stunden und isst 8 Stunden normal und das jeden Tag. Das Prinzip ist demnach ganz einfach: Man schiebt den Zeitpunkt seines Frühstücks etwas nach hinten und nimmt das Abendmahl nicht zu spät zu sich. Wenn du beispielsweise um 19 Uhr abends deine Mahlzeit hattest, fastest du bis 11 Uhr morgens.

Ab 11 Uhr bis 19 Uhr darfst du gerne essen, was du möchtest, solltest aber dennoch darauf achten, dass es ausgewogen ist. Dadurch, dass du nicht mehr allzu spät isst, wirst du besser schlafen können, da dein Körper ebenfalls weniger mit der Verdauung zu tun hat. In der Zeit, wo du das Intervallfasten machst, solltest du darauf achten, dass du 30 Kalorien aufnimmst.

Dies könnte ein ungesüßter Tee sein. Die Fastenform funktioniert wie folgt: In den 8 Stunden solltest du alle drei Mahlzeiten zu dir nehmen und dem Körper für 16 Stunden die Ruhe gönnen. Experten sprechen auch oft über eine Acht-Stunden-Diät, weil man 8 Stunden fastet und davon 8 Stunden nicht isst.

Die Fettverbrennung wird dadurch angekurbelt, dass man diese Phasen des Essens und Nicht-Essens über den Tag verteilt macht und der Körper über die Nacht das Fett verbrennen kann. Man sollte, wie bereits oben erwähnt, darauf achten, dass man in den 8 Stunden, in denen man essen darf, auf Fettiges und Zuckerhaltiges weitgehend verzichtet und es in Maßen genießt.

Unter anderem empfehle ich dir morgens vor dem Frühstück sich etwas zu bewegen, damit der Stoffwechsel angetrieben wird. Das kann auch ein kleiner Spaziergang sein. Die 16:8 Methode ist für die Menschen gedacht, die gerne essen und eine kurze Zeit fasten, ihr Gewicht reduzieren und halten wollen, nichts von Diätplänen halten, nicht gerne Kalorien zählen und übermäßig verzichten wollen.

Ich rate allerdings Menschen, die unter einer Schilddrüsendysfunktion leiden, die mit ihrer Bauchspeicheldrüse zu kämpfen haben, sehr stark übergewichtig sind und Diabetes haben, von dieser Form des Intervallfastens ab. Diabetiker sollten zuerst mit ihrem Arzt sprechen und bei Übergewichtigen ist meist das Problem, dass deren Nebenniere stark belastet ist und eine Low Carb Diät für den Anfang die bessere Variante wäre.

Zwei Kursteilnehmer von mir haben festgestellt, wie alltagstauglich die 16:9 Methode sein kann. Die erste Person hat bereits vier Kilo abgenommen, der zweite hat sein Gewicht lange halten können. Die beiden gehören zu den Menschen, die nicht unbedingt frühstücken müssen - so haben sie keine Schwierigkeiten mit der Pause nach dem Abendessen.

Die erste Teilnehmerin hat ihr Verlangen nach Zucker reduzieren können und ist stolz auf ihre gesunde Ernährung, während der zweite Teilnehmer den Sport für sich entdeckt hat. Die beiden schwören darauf, gegen den morgendlichen Hunger, eine Tasse Kaffee mit etwas Milch und einer Kardamonkapsel zu trinken. So wird der Hunger gedämpft.

Sie haben gelernt, dass man viel Wasser und ungesüßten Tee trinken sollte, dass man aus Gemüse gute Kohlenhydrate zubereiten kann mit Vollkorn und Hülsenfrüchten und, dass das gute Eiweiß, wie Fisch und Pflanzliches nicht fehlen darf. Powerfoods, die den Stoffwechsel ankurbeln, sind ebenfalls sehr essenziell. Hier eignet sich gut Ingwer dafür.

Der Einfluss auf den Stoffwechsel

Wo wir gerade beim Thema sind: *Hat das Intervallfasten positiven Einfluss auf den Stoffwechsel oder lahmt er dadurch eher?* Wie du bereits weißt, nimmst du nur für eine bestimmte Stundenanzahl Nahrung zu dir. In diesem Stunden darfst du auch essen, was dir beliebt und musst nur die Zeit einhalten, in der du fastest.

Bei vielen kommt die Frage auf, ob man dadurch nicht seinen Stoffwechsel eher verlangsamt, anstatt ihn anzukurbeln. Um dir eine Antwort auf deine Frage geben zu können, erkläre ich dir, wieso sich das Intervallfasten gut auf deinen Stoffwechsel auswirkt. Durch unsere Vorfahren ist es dem Körper überhaupt erst möglich zu fasten. Beim Fasten geht dein Körper in einen bestimmten Modus, wo er dann den Zucker aufbraucht, der in deiner Leber gespeichert wird.

Dies hängt aber auch davon ab, wie hoch der Glukoseanteil in deinem Blut ist. Der Körper wird den Zucker noch konservieren, damit er aus deinen Fettreserven die Energie ziehen kann. Das Fett in deinem Körper ist nun der Hauptlieferant und nicht mehr die Kohlenhydrate, wie sonst. Dadurch ist auch dein Insulinspiegel niedriger und die Hormone Adiponektin, sowie IGF-1 und Adrenalin sehr hoch. Ersteres der drei reguliert den Zuckerstoffwechsel und den Fettstoffwechsel.

Durch den niedrigen Insulinwert weiten sich deine Blutgefäße aus. So können vermehrt Nährstoffe und Sauerstoff zum Blut gelangen oder zu deinen Organen und Muskeln. Die ganzen Hormone richten sich nur noch auf ein Ziel aus: Fett im Körper zu aktivieren und als Energie zu verwenden. Von dem Hormon Adiponektin weiß man, dass es durch das Körpergewicht, die Bewegung und die Ernährung beeinflusst wird.

Ist der Wert des Hormons also niedrig, wirst du zwangsläufig zunehmen und andersherum. Möchtest du den Wert erhöhen, so müsstest du an Gewicht verlieren. Leider kann ich dir keine genaue Antwort auf deine Frage geben, da man noch nicht weiß, ob der Stoffwechsel beim Fasten rapide angekurbelt wird, jedoch hat das Intervallfasten einen positiven Effekt auf den Stoffwechsel. Sollte es passieren, dass er doch einmal stagniert, kannst du ihn mit einfachen Tricks zum Laufen bringen:

Ernähre dich bewusst gesund und achte

immer auf frische Lebensmittel.

Deine Portionen sollten menschlich sein und

Sport sollte ebenfalls in deinem Alltag vorkommen.

Weniger Entzündungen im Körper mit Intervallfasten?

Dieses Kapitel ist sehr wissenschaftlich aufgebaut, da ich anhand von 3 Studien faktisch belegen werde, dass das Intervallfasten Entzündungen im Körper bremsen kann.

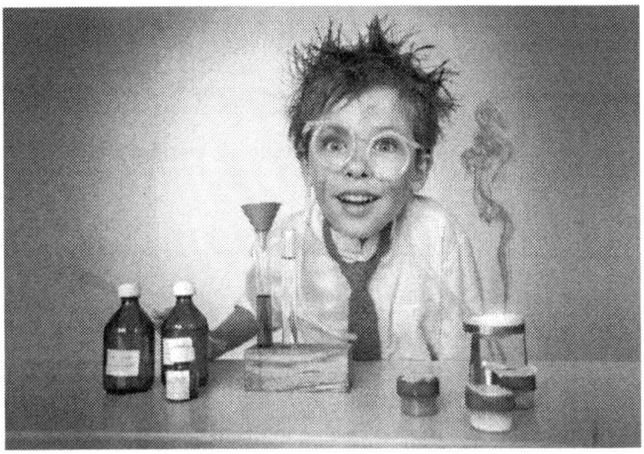

In der Medizin werden Parameter benutzt, um die Prozesse des Körpers zu bewachen.

Die Parameter dienen dazu, eine Entzündung im Körper feststellen zu können. So ein Parameter ist beispielsweise das CRP, was ein Protein ist. Dieses wird meist nach Operationen verwendet, sodass man die Höhe der Entzündungen, wenn vorhanden, feststellen kann.

Was viele nicht wissen: Die Nahrung, die wir uns zuführen, ist meist für eine Entzündung im Körper verantwortlich. 80 % der Zellen liegen in der Darmschleimhaut. Der Darm ist also der größte Träger, der Entzündungen ertragen muss. Die Nahrung, die wir uns zuführen ist wie ein Fremdkörper, was in unserem Körper Schaden anrichten kann.

Der Körper will das natürlich verhindern - er arbeitet hart, um die Keime abzuwehren. So steht er dauerhaft unter Stress und hat nur kurze Pausen, um sich Erholung zu verschaffen. Es ist wohl klar, dass ein Mensch, der mehr Nahrung aufnimmt, immunologisch mehr unter Strom steht, als einer, der weniger zu sich nimmt. Drei Studien konnten dies zudem belegen, dass es für die Keime ein leichtes ist, sich im Körper zu verbreiten, wenn das Immunsystem im Darm auf Hochtouren arbeitet.

Studie 1:

Die Studie wurde in der Zeit des Ramadans durchgeführt, wo 50 Menschen begleitet wurden und ihr Blut einige Marker aufwies. Sie wurden eine Woche vor dem Ramadan, am Ende der 3. Woche und einen Monat danach, untersucht.

Die Ergebnisse der Studie zeigten, dass Intervallfasten die Entzündung schwächer macht, indem die Zytokine unterdrückt werden und auch der Fettanteil des Körpers reduziert wird.

Studie 2:

Die nächste Studie ist eine Ramadan Studie, die 40 Teilnehmer hatte und in der diese 12 Stunden gefastet haben. Die Ergebnisse sind rundum positiv.

Längeres Intervallfasten zeigt, dass der Entzündungszustand gesenkt werden kann, sowie Herz-Kreislauf-Erkrankungen wie CRP, TC /HDL-Ratio sowie Homocystein.

Studie 3:

Die letzte Studie beschäftigte sich mit 10 übergewichtigen Menschen, die zusätzlich an Asthma litten. Das Modell des Intervallfastens war hier das modifizierte Essen, was weiter oben erklärt wurde. Es gab also Tage, wo man alles durfte, was man wollte und Tage, wo man weniger als 20 % des eigentlichen Bedarfes zu sich nahm. Wir erinnern uns, dass diese Methode sehr gut für Übergewichtige sein soll:

Das Asthma und die Lebensqualität der Menschen verbesserte sich signifikant und der PEF Wert stieg ebenfalls nach 2 Wochen. Der oxidative Stress, sowie die Entzündungen im Körper nahmen ab und die Funktion der Lunge verbesserte sich ebenfalls.

Nur durch eine Änderung der Ernährung verbesserte sich bei diesen Menschen, die unter ihrem Körpergewicht litten, das Lebensgefühl! Zudem zeigte die Verbesserung des Asthmas sehr deutlich, dass sich die Entzündungen im ganzen Körper beseitigen lassen und nicht nur im Darm.

Diese 3 Studien zeigen sehr deutlich, wie Intervallfasten Entzündungen vorbeugen und sogar bekämpfen kann. Du musst einfach nur weniger Mahlzeiten zu dir nehmen und die Snacks zwischendurch weglassen und schon kannst du deinem Körper behilflich sein, ganz ohne irgendwelche Medikamente.

Kein Jo-Jo-Effekt mit Intervallfasten

Hast du auch, wie die meisten von uns, Angst vor dem Jo-Jo-Effekt? Denkst du dir auch manchmal, dass die ganzen Diäten nichts bringen, wenn du danach sowieso wieder zunehmen wirst? Mit dem Intervallfasten kann dir das aber nicht passieren, denn es gibt keinen Jo-Jo-Effekt.

Beim Fasten nimmt der Körper die Reserven, die er zur Verfügung hat. Zuerst aktiviert er die Kohlenhydratspeicher und Eiweißspeicher und wenn diese aufgebraucht sind, geht es an das Fett. Das Eiweiß wird aber weiterhin vom Körper abgebaut, sodass auch das verloren gehen kann.

Solltest du dann nicht genug Sport treiben, wirst du dementsprechend auch das Eiweiß in deinen Muskeln verlieren. Dadurch passiert es dann, dass der Körper weniger Energie braucht, weil die Muskeln fehlen. Das ist dann die berüchtigte Sparflamme, auf die sich der Körper einstellt.

Essen wir dann wieder normal, wird der Fettspeicher langsam wieder aufgefüllt, jedoch braucht der Körper erst dann wieder viel Energie, wenn das Eiweiß der Muskeln wieder hinzukommt. Deswegen nehmen die meisten Menschen in der Zeit wieder mehr zu, als zuvor und so beginnt der Kreislauf: Man hungert, man nimmt ab, man isst normal und man nimmt wieder zu: Der Jo-Jo-Effekt.

Für unsere Vorfahren war dieser Kreislauf wichtig, damit sie überleben konnten. Fett ist sehr essenziell für den Körper, was die Energie betrifft. Sollte es eine Hungersnot geben, war der Körper geschützt. So ist es nichts Neues, dass beim Abnehmen der Körper abermals denkt, er müsse eine Hungersnot aushalten. Der Jo-Jo-Effekt ist nicht nur für die Elastizität der Haut nicht von Vorteil, sondern kann auch Essstörungen, wie Bulimie, Magersucht und Heißhungerattacken verursachen.

Möchte man diesen Effekt nicht hervorbringen, sollte man nicht zu schnell abnehmen, sondern das Gewicht langsam senken. Der Körper hat dann noch genügend Energie übrig, so dass er das Eiweiß nicht verbrauchen muss. Deswegen ist Sport bei einer Diät sehr wichtig, weil die Muskeln aufgebaut werden und der Energieverbrauch gesteigert wird. Wenn du eine Diät beendet hast, solltest du deine neugewonnene Ernährungsumstellung weiterhin beibehalten.

Was passiert also mit dem Jo-Jo-Effekt beim Fasten? Beim Intervallfasten ist das Phänomen gegeben, dass du keine Muskeln abbaust und so keinen Jo-Jo-Effekt riskieren kannst. Beim Fasten zeigt der Körper biochemische Reaktionen auf und wenn wir für ein paar Stunden auf unsere Nahrung verzichten, schüttet der Körper Stoffe aus, wodurch sich der Fettstoffwechsel verbessert. Beim Intervallfasten ist es jedoch wichtig, dass du einen Fehler nicht machst, sonst bist du dem Jo-Jo-Effekt wieder ausgeliefert:

Nach der Fastenphase solltest du dich nicht unkontrolliert mit Nahrung zustopfen, denn durch den Hunger, den du verspürst, kann sehr schnell Heißhunger entstehen und du wirst definitiv deine Menge an Kalorien überschreiten. Damit das nicht passiert, gebe ich dir zwei Tipps mit auf den Weg:

An den Tagen, wo du essen darfst, solltest du deine Kalorienmenge am Tag nicht überschreiten. (1)

Achte darauf, dass du dich ausgewogen und übermäßig gesund ernährst. Versuche also auf Zucker und Fastfood zu verzichten, weil das Fasten nichts bringen wird, wenn du dich nicht an eine gute Ernährung hältst. (2)

Tipps für das Starten mit dem Intervallfasten

Tipp 1: Beginne mit dem Fasten, ohne groß zu überlegen

Du musst anfangen, sonst wirst du es nie tun. Das ist nämlich der entscheidende Schritt für die Umsetzung des Intervallfastens. Ich habe lange mit mir gehadert und wollte schon seit ½ Jahren Intervallfasten. Stattdessen habe ich so lange damit gewartet.

Das Gute ist, dass du für das Intervallfasten keine große Vorbereitung brauchst. Du musst nicht extra etwas spezielles Einkaufen, noch deine komplette Ernährung umstellen. Wenn du unter Krankheiten leidest und mit deinem Arzt über das Fasten geredet hast, wird auch dieser keine Tests mit dir machen, sondern dir sagen, dass du direkt beginnen kannst.

Du könntest beispielsweise dein Abendessen um 19 Uhr abends beenden und dein Frühstück um 9 Uhr morgens einnehmen. Schon fastest du das erste Mal 14 Stunden lang. Auch hier kannst du dich steigern und deine Fastenstunden verlängern, aber warte nicht auf morgen, sondern tu es.

Tipp 2: Nimm dir Zeit

Ich kann verstehen, dass du alle Ziele schnell erreichen willst. Mir ging es damals nicht anders. Ich hatte es satt, gehänselt zu werden und wollte am liebsten schon am nächsten Tag schlank sein, doch ich bin froh, dass ich meinem Körper die Zeit gab, die er brauchte.

Du sollst es nicht übertreiben, auch wenn

du schnell Gewicht verlieren willst, gesundwerden oder dein Wohlgefühl verbessern möchtest. Für den Anfang musst du nicht einmal mit ganzen Tagen anfangen, in denen du fastest. Dein Körper muss sich an die neue Situation gewöhnen. Du kannst für den Anfang 13 oder 14 Stunden fasten, sogar 12 Stunden wären vollkommen in Ordnung. Die Hauptsache ist, dass du dich wohlfühlst.

Tipp 3: Nicht übertreiben

Unsere Motivation ist manchmal schneller als wir, denn wir wollen unsere Ziele erreichen und nicht lange auf den Erfolg warten. Ich kann das verstehen, aber es tut deinem Körper nicht gut, wenn du ihm Druck machst und ihn zwingst. Der Körper ist nichts, was keinen Veränderungen unterworfen ist: Er fühlt anders, er braucht immer etwas anderes und er wird auch manchmal keine Lust mehr haben.

Ich meine damit nicht, dass du direkt nachgeben sollst, wenn das erste Hungergefühl dich überfällt, aber beim Fasten ist es wichtig auf den Körper zu hören. Wenn er an einem Tag nicht mitmachen möchte, dann kürzt du die Fastenstunden und machst am nächsten Tag wie gewohnt weiter.

Tipp 4: Lenke dich ab

Diesen Tipp hört man sehr oft, denn wie oft essen wir aus Frust oder Langeweile? Du wirst Hunger haben, das kann ich dir versprechen. Dieser Hunger wird mit der Zeit aber weniger werden, auch das kann ich dir versprechen.

Es ist daher sehr wichtig, dass du dich ablenken kannst, sei es dadurch, dass du viel auf der Arbeit zu tun hast und gar nicht erst ans Essen denkst oder dich mit Freunden triffst und ihr über andere

Themen redet. Du solltest jedoch nicht den ganzen Tag auf der Couch liegen und deinen Gedanken zuhören. Jetzt ist außerdem die Zeit, die Dinge zu tun, zu denen du vielleicht vorher nicht kamst. Alles hat seine Vorteile ;-)

Tipp 5: Sport

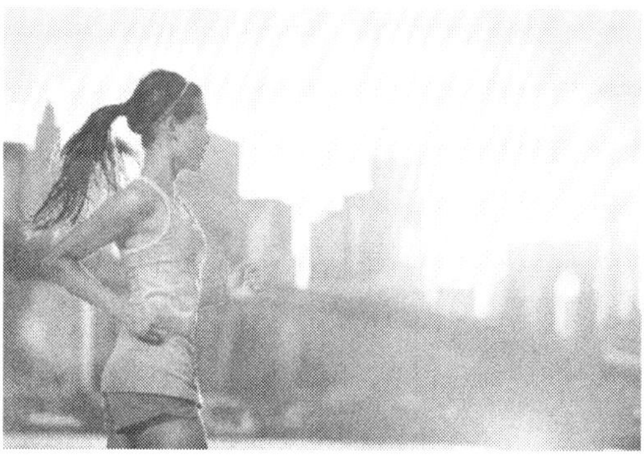

Bewegung ist sehr hilfreich gegen das Hungergefühl. Wichtig ist, dass du auch hier nicht übertreibst, sondern vielleicht mit einem leichten Spaziergang anfängst. Sport hilft dir zudem, schneller an dein

Ziel zu gelangen, was die Gewichtsreduktion betrifft. Zum Ende der Fastenzeit ist Sport sehr effektiv, weil dein Körper im Modus ist, Fett zu verbrennen.

Tipp 6: Versuche sauber zu fasten

Viele streiten sich darum, ob man sauber fasten sollte oder nicht, aber auch das ist dir selbst überlassen. Ich habe damals sauber Intervall gefastet und nur Wasser, schwarzen Kaffee und grünen Tee in der Fastenzeit zu mir genommen.

Die meisten sind der Meinung, man kann sich ja die Fastenzeit ein wenig erleichtern, wenn man etwas Milch in den Kaffee kippt, aber gerade am Anfang wird es sehr schwer sein, zu widerstehen. Das Fasten sollte ja eine Zeit sein, wo du deinen Körper ein wenig mit Verzicht auf Nahrung, entlastest und seine Bedürfnisse vorne anstellst. So kannst du viel besser die positiven Effekte des Fastens nutzen.

Tipp 7: Trinke

Du solltest beim Fasten nie vergessen zu trinken. Das ist sehr wichtig! Mir fiel es anfangs auch sehr schwer, auch nach meinen Mahlzeiten ausreichend zu trinken. Ich war es nicht gewohnt zu Zeiten zu trinken, zu denen ich es meist nicht tat. Einige, die mit dem Intervallfasten eine Zeit überbrückt haben, verspürten keinen Durst und tranken so weniger.

Jedoch muss man nicht immer Durst haben, um Trinken zu können. Es gibt Menschen, die nie Durst verspüren. Würden sie dann nichts trinken, könnte das lebensgefährlich werden.

Tipp 8: Mache ein Foto vor deinem Fastenbeginn

Es ist nicht wichtig, welches Ziel du mit

dem Fasten verfolgst. Sei es nur die Gewichtsabnahme oder die Heilung und Entgiftung deines Körpers, du wirst merken, dass sich dein Körper verändern wird, bzw. der Bau deines Körpers. So rate ich dir ein Vorher- und Nachher-Bild zu machen, um die Entwicklung noch besser sehen zu können, denn die Augen können sich schnell an etwas gewöhnen.

Tipp 9: Informiere dich etwas

Ich habe in diesem Buch bereits erwähnt, dass das Intervallfasten so leicht umsetzbar ist, dass man sich nicht großartig informieren muss. Ich finde aber, dass man schon einen groben Überblick haben sollte, was das Thema angeht. Jeder hat nämlich zum Fasten eine andere Meinung und kann aus verschiedenen Blickpunkten die Sache verdeutlichen.

Ich wäre sehr froh gewesen, wenn mir jemand diese Tipps gegeben hätte, umso mehr freue ich mich, dass ich sie an dich weitergeben darf. Hier sind noch paar weitere, die mir sehr dabei geholfen haben, das Intervallfasten umzusetzen:

Finde die beste Essenszeit für dich. Probiere ruhig herum, was das angeht und versuche es dir einfach zu machen. Das Intervallfasten sollte im Idealfall nicht nur kurz ein Teil deines Lebens sein und so ist es wichtig, dass du dich mit den Essenszeiten wohlfühlst.

Es ist nicht schlimm, wenn du eine Ausnahme machst und dich zum Brunchen verabredest, solange es nur einmal vorkommt.

Dennoch kannst du deine Zeiten auch verschieben, bedenke aber, dass Kontinuität viel besser für dich zu handhaben ist.

Vermeide es, dich mit Leuten zu treffen, die vor dir essen.

Suche dir Menschen, die mit dir gemeinsam ein Ziel verfolgen.

Versuche langsam zu essen, viel zu kauen und bewusster dabei zu sein. So wirst du schneller gesättigt und kannst das Essen auf eine neue Art und Weise genießen.

Du solltest nicht zu spät noch etwas essen, da du sonst nicht gut schlafen wirst. Am besten ist es, nach 18 Uhr nichts mehr zu sich zu nehmen.

Wenn du Hunger verspürst, kannst du diesen mit Trinken, Atemübungen oder Bewegung loswerden.

Zwischenziele bringen Vorfreude auf die großen Ziele. Wie wäre es, wenn du beispielsweise einen Monat das Fasten durchhalten willst oder 3 Kilogramm abnehmen möchtest? Belohne dich, wenn du das Ziel erreicht hast mit einem Besuch im Kino oder einer Shoppingtour.

Auch du kannst leicht in die Essensphase starten mit einem leckeren Smoothie. Deine zweite Mahlzeit könnte ein wenig Kohlenhydrate beinhalten und am Ende der Zeit nimmst du etwas mit Eiweiß zu dir. Versuche so viele frische Zutaten, wie nur möglich zu integrieren.

Ein Timer, der nach 16 Stunden klingelt, erinnert dich immer an deine Essensphasen.

Mit Apps für dein Handy macht es sogar Spaß zu fasten.

Die häufigsten Fehler beim Intervallfasten

Menschen machen Fehler und gerade bei etwas, wo sie keine Erfahrungen haben, können diese Fehler passieren. Ich bin der Meinung, dass es menschlich ist, welche zu machen und dass man diese auch machen sollte. Allerdings wäre ich damals froh gewesen, wenn mir jemand davor gesagt hätte, welche es im Bereich des Fastens gibt, denn nur so kann man Fehler lernen zu vermeiden.

Fehler Nummer 1: Dein Plan ist der Falsche

Du solltest immer deinen eigenen Plan verfolgen und nicht einen nehmen, der dir angeboten wird. Es ist nicht verkehrt, sich inspirieren zu lassen, aber letztendlich solltest du dich damit am besten fühlen. Es wird nicht leicht werden, das Fasten regelmäßig durchzuziehen, wenn dein Alltag sehr stressig ist und deine Sporteinheiten sehr anstrengend. Wähle dann lieber die 16:8 Methode, als eine 5:2 Methode.

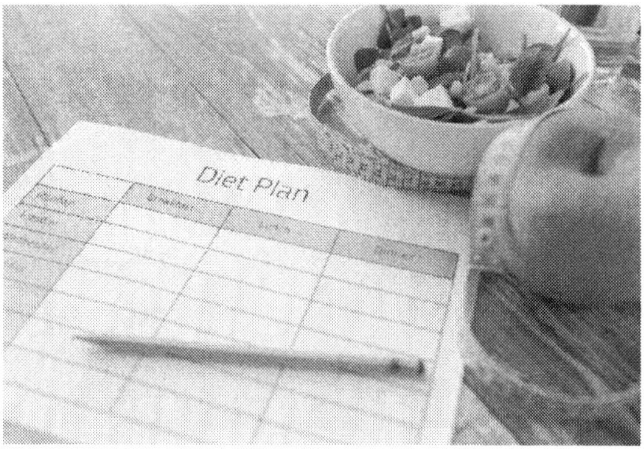

Fehler Nummer 2: Dir fehlt die Geduld

Geduld ist eine Tugend und essenziell für das Fasten und jede mögliche Diät. Hast du keine Geduld und bist du nicht diszipliniert, wirst das nichts werden mit dem Intervallfasten. Gerade für deinen Körper musst du die Geduld aufbringen, denn er braucht die Zeit, um sich an das Fasten gewöhnen zu können. Es ist nicht schlimm, wenn sich auf der Waage mal nichts zeigt - das heißt meistens, dass du dich vielleicht nicht ganz an die Fasten-Regeln hältst ...

Fehler Nummer 3: Du isst einfach zu viel

Natürlich sagte ich sehr oft, dass du beim Intervallfasten so viel essen kannst, wie nur möglich und das solltest du vor allem, um satt zu werden, aber es muss in den 8 Stunden sein und du musst natürlich auf deine Kalorienmenge achten.

Deswegen rate ich immer, sich ausgewogen und gesund zu ernähren. Du sollst nicht verzichten, aber du sollst Kohlenhydrate und Zucker in Maßen essen. Powerfoods, wie Hülsenfrüchte, Nüsse, Milchprodukte und mageres Fleisch sollen mehr Priorität haben, als etwas anderes.

Fehler Nummer 4: Du isst einfach zu wenig

Ja, auch das kann dir passieren, wenn du nicht aufpasst. Die meisten Menschen sehen Erfolge und kommen ihrem Ziel immer näher, sodass sie penibel darauf achten, wenig zu sich zu nehmen. Was passiert? Dein Stoffwechsel schaltet einen Gang runter und verbrennt dabei keine Kalorien oder sehr wenige. Außerdem fordert man so eher den Jo-Jo-Effekt heraus.

Fehler Nummer 5: Du hast zu wenig Bewegung

Sport oder zumindest ein wenig Bewegung sind ebenfalls etwas, was man während des Intervallfastens einbauen sollte. Während wir fasten, denkt der Körper, dass eine Hungernot auf ihn zukommt und so speichert er das Fett und schaltet auf Sparflamme. Achte darauf, dass du dich mindestens 30 Minuten am Tag bewegst.

Fehler Nummer 6: Du nimmst zu viel auf dich

Du musst dir und deinem Körper die Zeit geben, die er braucht. Es kann passieren, dass sich durch das Fasten Dinge verändern. Dein Körper wird sich verändern und nicht mehr so funktionieren, wie sonst vielleicht. Beispielweise war morgens immer die Zeit für Sport.

Es kann aber sein, dass du zu viel Hunger hast und keine Kraft hast, morgens wie sonst immer, Sport zu treiben. Dann solltest du das auch ehrlich lassen und dir eine andere Zeit dafür suchen. Was ich dir ebenfalls raten kann, ist eine Zeit auf deinen Sport zu verzichten, bis dein Körper sich an das Fasten gewöhnt hat.

Fehler Nummer 7: Du hast zu wenig Schlaf und zu viel Stress

Es ist enorm wichtig, während der Fastenzeit ausreichend zu schlafen. Wenn du müde bist, hast du leider auch mehr Hunger. Möchtest du abnehmen, solltest du 7–8 Stunden schlafen und Stress so gut es geht reduzieren. Bist du jeden Tag im Dauerstress, produziert dein Körper Cortisol, was dazu führt, dass dein Blutzucker ansteigt und der Körper wieder anfängt zu speichern.

Fehler Nummer 8: Du ernährst dich vermehrt ungesund

Es gibt beim Intervallfasten keine Vorgaben, was du zu essen hast - anders als bei den meisten Diäten. Deswegen ist diese Form des Fastens ja auch eine sehr gute, allerdings kann dies zu deinem Nachteil werden, wenn du dich allgemein ungesund ernährst. Das Intervallfasten ist keine Möglichkeit, um all das, was schlecht für deinen Körper ist, zu essen.

Klar ist es möglich, jeden Tag etwas Ungesundes zu sich zu nehmen und dennoch abzunehmen, aber das Intervallfasten ermöglicht dir außerdem eine langfristige Ernährungsumstellung und soll deinen Körper ja entgiften und nicht vergiften. Gesunde Ernährung ist nicht nur für das Abnehmen sehr wichtig, sondern auch für deine Gesundheit.

Sporttiming mit Intervall-fasten

Wenn du zu denen gehörst, wo der Sport einen großen Teil des Lebens einnimmt, du vielleicht in einem Verein bist oder du mit Sport anfangen möchtest, solltest du das perfekte Timing kennen und das ist am Ende der Fastenphase.

Eine Studie zeigte, dass nach 23 Stunden des Fastens kein Unterschied zu den Stunden macht, wo du Nahrung zu dir genommen hast. Von der Leistung gesehen ist es egal, wann du deine Sporteinheiten durchführst. Hier gibt es keine Regel, wie beispielsweise lieber vor dem Frühstück oder vor dem Schlafengehen.

Wieso ist gerade beim Intervallfasten der

Zeitpunkt so wichtig? Das werde ich dir gerne erklären: Unser Körper ist mit der Situation des Fastens ein klein wenig überfordert. Normalerweise hat er nach 12 Stunden die letzte Mahlzeit resorbiert und auch verarbeitet, hat die Energie aus den Muskeln gezogen, ein Zuckerspeicher verwendet oder das Fett aus dem Körper genommen.

Wenn wir fasten, wird unser Körper sich bei Sportaktivitäten anders verhalten, als wenn wir nicht fasten. Das ist jedoch nicht der primäre Grund für das Timing. Der Grund ist der IGF-1 Wert, also das Wachstumshormon. Wenn du trainierst, wird es vermehrt ausgeschüttet und was passiert dann im Körper? Durch die Ausschüttung steigert sich die Synthese der Proteine, du verbrennst mehr Fett und Triglyceriden werden in den Fettzellen ausgeschüttet und deine Struktur der Knochen wird dichter.

Es ist nicht gut, wenn das Wachstumshormon fehlt, denn dies kann zu Krankheiten führen, aber auch zu einer Konzentrationsschwäche und einer depressiven Stimmung. Das IGF-1 Hormon ist gerade für Bodybuilder oder Hochleistungssportler eine Art Dopingmittel und dieses Dopingmittel kannst du aufgrund von Timing herstellen.

Die Studie zeigte, dass nach 24 Stunden des Verzichtens auf Nahrung das Hormon bei Frauen um 1300 % und bei Männern um 2000 % gestiegen ist. Also um das 10-fache wie ursprünglich. Wie ich am Anfang des Buches erwähnt habe, entsteht dieses Hormon durch das Fasten und kann durch das richtige Timing von Sport einfach erhöht werden. Je länger du fastest, desto höher ist der Effekt des Dopings.

Wenn du dir deine Trainingszeit aussuchen darfst, solltest du am Ende der Fastenphase trainieren. Ich muss dir aber sagen, dass du dein Training nicht nur nach dem Timing planen sollst. Allerdings ist es wichtig, dass du überhaupt Sport machst und das Pushen des Wachstumshormons ist nur ein schöner Nebeneffekt des Timings. Das jedoch ist nicht entscheidend für deinen Erfolg. Die Fastenzeiten einzuhalten, sollte wichtiger sein.

Denk bitte nicht, dass es nichts bringen würde, morgens nicht zum Training zu gehen, weil das Wachstumshormon nicht so hoch ausgeschüttet wird. Dein regelmäßiges Workout ist hier viel wichtiger, als das Timing. Ich empfehle dir, dich gerne mit deinem Sport Timing zu befassen, jedoch in Maßen. Du sollst dann Sport machen, wann du es möchtest und es am besten in deinen Alltag passt.

Versuche es am Ende der Fastenzeit zu machen oder breche das Fasten einfach danach ab. Wenn es eben nicht passen sollte, dass du nach dem Fasten zum Sport gehen kannst, dann ist das überhaupt nicht schlimm. Denk bloß nicht, dass du nur mit dem geeigneten Timing an dein Ziel kommst. Timing lässt sich einbauen, so oder so.

Als Tipp kann ich dir noch mitgeben, dass Cardio Einheiten deinen Hunger entfachen. Solltest du also anfangs oder in der Mitte der Phase trainieren, kann dir das Fasten schwerer fallen.

Mein Fazit

Mit diesem Buch hast du viele Informationen bekommen, was das Intervallfasten angeht. Du hast einen genauen Einblick über meine Vorgeschichte erhalten - es war mir wichtig, dass du weißt, dass du nicht die erste und letzte Person auf dieser Welt bist, die unter ihrem Gewicht leidet und schnell und einfach abnehmen möchte.

Als Ernährungscoach und Personaltrainer halte ich einiges von den Ernährungsarten, wie Low Carb, vegan oder vegetarisch. Jedoch hat keine dieser Arten bei mir so viel Erfolg gebracht, Begeisterung in mir geweckt, um meinen Körper besser wahrnehmen zu sollen, wie das Intervallfasten. Ich finde es unglaublich, wie das bloße

Weglassen von Nahrung den Körper reparieren und stärken kann. Es fasziniert mich immer noch, dass sogar Krankheiten vergehen können, wenn man ab und an fastet.

Menschen fasten aus den verschiedensten Gründen und auf alle möglichen Arten. Mein Grund war damals das Abnehmen - das hatte für mich die oberste Priorität. Man kann beim Fasten gänzlich auf Nahrung verzichten oder nur bestimmte Lebensmittel essen. Ich habe mich bewusst für das Intervallfasten entschieden, weil es eine sehr vereinfachte Form ist, die sehr facettenreich ist.

Anfänger können sie variieren, wie es zu Beginn am besten für sie ist und auch Fortgeschrittene können ihre Ziele damit erreichen. Wichtig war mir, dass ich keine Kalorien zählen muss und penibel auf alles achten, sondern dass es nur einen Faktor gibt, auf den ich zu achten habe und das ist in dem Fall die Zeit. Heilfasten war demnach ebenso keine Option für mich, weil ich eben nicht auf Nahrung verzichten wollte. Ich wusste, dass ich mit Intervallen länger durchhalten würde.

Beim Intervallfasten ist das Interessanteste der körpereigene Fettspeicher. Dieser wird nämlich stark angekurbelt und steht für deinen Körper an erster Stelle. Dadurch nimmst du gut und sogar schnell ab. Zusätzlich kann dir eine pflanzlich basierte Ernährung dabei helfen, Krankheiten vorzubeugen.

Am Anfang dachte ich, dass Verzicht nichts Gutes für den Körper sein kann, bis ich dann herausgefunden habe, dass der Körper das Fett für die Energie nehmen MUSS, weil der Insulinspiegel sehr niedrig ist.

Wichtig war mir ebenso, dass ich für den Anfang keine unzähligen Regeln auswendig lernen muss und ich meine Methode auch gut in den Alltag integrieren kann. Da ist mit dem Intervallfasten machbar. Dadurch, dass man außerdem nicht großartig darauf achten muss, was man isst, macht es sogar irgendwie Spaß und man ist motivierter durchzuhalten. Gemüse und Obst, sowie Kartoffeln, Vollkornprodukte und Nüsse sind wichtig, sowie viel zu trinken. Achte auch darauf, dich eiweißhaltig zu ernähren, da es dich länger satt macht.

Als ich mit dem Intervallfasten angefangen habe, habe ich mir einen Plan erstellt, den ich dir ebenso vorgestellt habe. Gerade die 16:8 und die 5:2 Methode sind beides meine Lieblingsmethoden, weil man sie auch schön miteinander kombinieren kann. Für beide Methoden gibt es auch nur 3 Regeln, die man beachten muss:

Man fastet 16 Stunden und isst 8 Stunden und/oder man fastet 2 Tage und isst 5 Tage.

Man lässt das Frühstück lieber weg und/oder man darf sich die Tage aussuchen, wann man fasten möchte.

Bei der 16:8 Methode ist es wichtig, dass man keinen Kaffee mit Milch zu sich nimmt und auch auf Eiweißshakes verzichtet. Für mich als Sportler war das kein Problem, da ich das davor schon nie getrunken habe. Ich trank um 8 Uhr morgens schwarzen Kaffee und aß um 13 Uhr mittags meine erste Mahlzeit.

Um 21 Uhr hatte ich dann die letzte Mahlzeit. Als ich die 5:2 Methode ausprobiert habe, habe ich Montag und Mittwoch um die 600 Kalorien zu mir genommen und kam damit auch bestens klar, denn ich wusste, dass ich an den anderen Tagen normal essen darf.

Was mich jedoch am meisten am Intervallfasten erstaunt hat, sind die unzähligen Vorteile, die es so attraktiv machen. Die wichtigsten Vorteile waren in meiner Situation damals, dass ich mein Bauchfett verlieren werde und dass ich dies, ohne viel dafür zu tun, schaffen kann. Ich wusste, dass das Intervallfasten die Hormone in meinem Körper unterstützt, die meinen Stoffwechsel erhöhen und meine Fettverbrennung ankurbeln würden.

Des Weiteren wusste ich, dass Entzündungen im Körper keine Chance mehr haben können. Dass das Fasten eine Art

Schutz für meine Radikalen aufbaut, sodass mein Körper resistenter gegen Stress werden kann.

Das hatte ich zuvor nicht für möglich gehalten und ich wusste, dass durch das Fasten, mein Körper anfangen würde sich zu entgiften und der Zellprozess in Gang gesetzt wird. Zu wissen, dass ich durch bloßes *„weniger Essen*" meinem Körper helfen kann, Zellen zu erneuern und ihn somit vor Krebs und Alzheimer zu schützen, hat mich noch mehr in dem bestärkt, was ich tue. Ich wusste auch, dass ich meinem Körper bei der Entgiftung helfen kann, indem ich viel Wasser trank. Das hatte ich vor dem Intervallfasten nie wirklich getan. Ich habe nie Durst verspürt und auch vergessen zu trinken. Jetzt weiß ich, dass meine Niere so besser die ganzen Giftstoffe aus meinem Körper transportieren kann. Auch als ich anfangs dachte, man müsse nur Wasser trinken, fand ich heraus, dass Kräutertees, Molkesäfte, aber auch verdünnte Säfte und Gemüsebrühe erlaubt waren. Etwas, was ich dir auch ans Herz legen möchte, ist die Darmentleerung. Der Körper kann sich am besten entgiften, wenn der Darm soweit leer ist. Außerdem verbergen sich dort die versteckten Kilos, die auf der Waage angezeigt werden, weil der Darm einiges tragen kann. Das Entleeren geht mit Passagesalz sehr gut. Solltest du das nicht herunterbekommen, hilft dir Sprudelsalz, es angenehmer für dich zu machen.

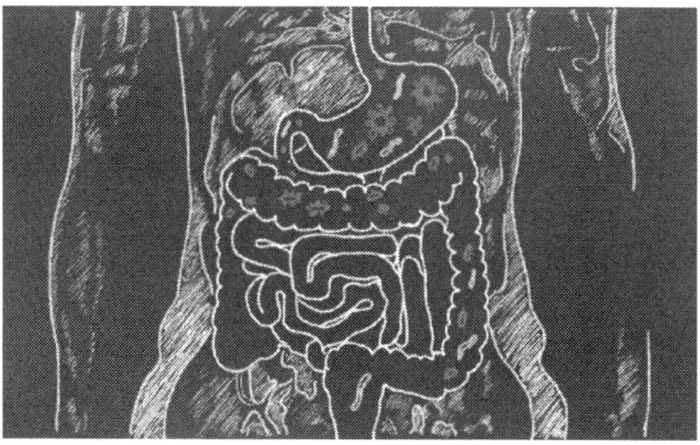

Ich hatte so viel Gutes über das Intervallfasten gelesen, dass ich mich anfangs nicht um die Risiken scherte, bis ich einmal zufällig darauf stieß - in Form von Erfahrung. War ich so begeistert von dem Fasten, dass es mich stutzig machte, dass ich mit Müdigkeit zu kämpfen hatte. Ich spürte auch am Anfang mehr Stress, was sich jedoch schnell wieder legte, sobald mein Körper sich an das Ganze hier gewöhnt hatte.

Ich las, dass es wichtig war, sich immer mal wieder eine Auszeit zu nehmen, weshalb ich mit dem Fasten in meinem Urlaub angefangen habe. Gott sei Dank blieben mir als Mann weitere Nebenwirkungen erspart. Frauen haben da meist länger damit zu kämpfen, denn der Körper einer Frau ist viel empfindlicher als der eines Mannes. Er schüttet vermehrt zwei Hormone aus, die dafür sorgen, dass das

Hungerbedürfnis ausgeprägter erscheint.

Der Körper ist in einem hormonellen Ungleichgewicht und versucht dich mit den Nebenwirkungen irgendwie zu schützen. Irgendwann merkt er, dass man ihm nicht schaden möchte. Wenn du dich da unsicher fühlst, biete ich dir an, dich als Coach zu begleiten und zu unterstützen. So wird es dir leichter fallen, mit den unschönen Nachteilen des Fastens klarzukommen.

Mein größtes Ziel war es, abzunehmen. Ich wusste von mir selbst, dass es mit Geduld verbunden war und dachte immer, ich müsste hart trainieren und auf alles verzichten, um mich endlich wohl in meiner Haut zu fühlen. Ich habe durch das Intervallfasten gemerkt, dass es mir sehr schnell leichtfiel, eine bestimmte Stundenzahl zu fasten.

Ich erreichte mein Kaloriendefizit schneller als bei jeder Diät zuvor. Mein Fett ist um die 4 % zurückgegangen und ich habe einige Zentimeter am Bauch verloren. Zudem wusste ich, von meinem Studium, dass es sehr schwer ist, das viszerale Fett im Körper mit normalen Diäten zu senken. Je mehr man sich mit dem Thema beschäftigt, desto geschockter ist man, wie gefährlich diese Art von Fett für deine Organe ist.

Ich war positiv überrascht, dass das Intervallfasten auch diese Fettzellen angreift. Allerdings kommt es auch auf einiges mehr noch an, wie schnell man abnehmen wird. Jede Intervallfasten Methode hat seine eigene Wirkung und dann ist es auch wichtig, wie sehr du das Ganze möchtest. Dein Körper und dein Stoffwechsel spielen da ebenfalls eine große Rolle. Mit dem Intervallfasten kannst du sogar mit Leichtigkeit dein Gewicht konstant halten, was bei vielen Diäten leider nicht gegeben ist.

Von den unzähligen Methoden sind die 16:8 Methode und die 5:2 Methode meine Favoriten. Allerdings bevorzuge ich die 16:8 Methode noch etwas mehr, weil sie mir damals bei meinen Anfängen sehr viel gebracht hat. Ich kam mit 16 Stunden sehr gut klar. Ich habe immer darauf geachtet, nicht allzu spät zu essen, damit mein Körper abends nicht noch arbeiten müsste und sich ganz auf meine Fettreserven konzentrieren konnte.

Ich habe in den 8 Stunden nur zwei Mahlzeiten zu mir genommen, statt drei und konnte sehr gut auf die Zwischenmahlzeiten verzichten. Ich musste mich allerdings immer wieder ans Trinken erinnern. Eine Zeit lang wechselte ich von der 16:8 Methode zu der 5:2 Methode und aß an den Fastentagen um die 600 Kalorien.

Ich hatte mindestens einen Tag Pause dazwischen, besser wären aber zwei gewesen. Ich hatte nicht das Gefühl zu verzichten, aber ich muss sagen, dass es mir nicht leichtfiel, nur 600 Kalorien zu mir zu nehmen, weshalb ich eher bei der ersten Methode blieb.

Vor dem berüchtigten Jo-Jo-Effekt hatte auch ich Angst, denn es war ja klar, dass ich mir mein Ziel nicht erarbeiten würde, um es dann wieder zu verlieren. Wichtig war auch, dass ich als Sportler meine Muskeln nicht verlieren dürfte, die mir zusätzlich dabei halfen, Fett zu verbrennen.

Ich habe einmal den Fehler begangen, nach dem Fasten eine richtige Fressattacke zu bekommen und alles zu essen, was mir in den Sinn kam. Ich merkte relativ schnell, wie der Jo-Jo-Effekt mich überfiel und bereute es zutiefst. Jedoch ließ ich mich davon nicht abhalten und mäßigte meine Kalorienzufuhr.

Die sechs Tipps, die ich dir in diesem Buch offenbarte, waren auch die, die mir am meisten geholfen haben das Intervallfasten umzusetzen. Ich hatte ja sehr früh die Entscheidung getroffen, abzunehmen und musste nicht groß überlegen, um zu beginnen. Zwar machte auch ich den Fehler, dass ich dennoch lange Zeit nichts tat.

Ich malte mir alle möglichen Dinge aus, wieso ich es nicht schaffen würde, das Fasten durchzuziehen. Als ich mich dann irgendwann informierte, merkte ich, dass es keiner Vorbereitung bedarf. Ich musste nichts Besonderes einkaufen und meine Ernährung auch nicht umstellen, wenn ich das nicht wollen würde. Ich litt unter keiner Krankheit und hatte kein Gespräch mit meinem Arzt, also konnte ich problemlos starten.

Am Anfang nahm ich um 19 Uhr meine letzte Mahlzeit ein und frühstückte dann um 9 Uhr morgens. Erst später verzichtete ich auf das Frühstück. Ich habe jedoch nur den ersten Tag 14 Stunden gefastet und stieg direkt am 2. Tag auf die 16 Stunden um. Auch ich wollte mein Ziel so schnell wie möglich erreichen, denn ich hatte meine Kindheit noch nicht verarbeitet und wollte das alles hinter mir lassen. Doch ich merkte, dass es sich auszahlte, dass ich meinem Körper die notwendige Zeit gab. Immerhin gab ich ihm auch die Zeit, sich alles anzufressen ...

Dabei ist es nicht essenziell, dass du direkt mit einem ganzen Fastentag anfängst, du kannst so wie ich mit einer niedrigen Stundenzahl beginnen und du wirst schnell merken, dass es dir leichtfallen wird. Versuch auch dabei nicht zu übertreiben. Es kann schnell passieren, dass auf ein Hoch ein Tief folgt und du dann alles aufgeben möchtest.

Der Körper spürt sehr wohl, wenn man versucht ihn zu etwas zu zwingen. Gerade beim Fasten sind deine Sinne ebenso sehr wachsam. Es ist ein Zusammenspiel von Körper und Seele. Es kann auch Tage geben, wo du immensen Hunger haben wirst und dich nicht an deine gegebene Stundenzahl halten kannst. Dann gib dich dem hin, ohne ein schlechtes Gewissen zu haben, denn dein Körper weiß in der Zeit am besten, was gut für dich ist.

Das heißt nicht, dass es am nächsten Tag auch so schwer sein muss. Für mich war es wichtig, dass ich mich, gerade am Anfang, ablenken konnte. Ich wusste, dass mein Problem damals schon daran lag, dass ich oft aus Langweile aß. Später verwandelte sich diese durch die ganzen Hänseleien in Frustessen. Ich habe zu der Zeit sehr viel gearbeitet und als ich während meines Urlaubs fastete, tat ich die Sachen, die sonst immer zu kurz kamen: Ich traf mich mit Freunden, ging spazieren, ich las ein Buch oder schaute meine Lieblingsfilme.

Der Sport war ebenfalls eine sehr gute Ablenkung. Er half mir, das Hungergefühl verschwinden zu lassen und gab mir Motivation, dass ich noch mehr für mein Ziel tat, wenn ich Sport trieb. Gerade am Ende der Fastenzeit verbrannte mein Körper sehr viel. Ich versuchte natürlich schon zu Beginn, sauber zu fasten. Ich verzichtete gänzlich auf Nahrung und stellte dadurch noch meine Gewohnheit um, mehr zu trinken.

Ich wusste, dass es nichts bringen würde, mich selbst auszutricksen, indem ich meinen Kaffee morgens mit etwas Milch zusetzte. Ich wollte mich nicht so weit herausfordern. Ich wollte mein Gewicht so sehr reduzieren, dass ich dafür alles tat und auch die Stärke besaß, die das Intervallfasten mir mitgab. Glaub mir, du wirst diese Stärke ebenso bekommen, denn dein Körper möchte dich unterstützen. Außerdem wirst du im Geist viel klarer und fokussierter - ebenfalls ein guter Nebeneffekt des Fastens.

Ich beschäftigte mich als Personaltrainer ebenso eine Zeit lang mit dem richtigen Timing für meinen Sport. Ich wollte noch mehr aus meinem Körper herausholen. Ich wusste, dass durch das Fasten mein

Wert des Wachstumshormons steigen würde. Dass ich als Mann diesen Wert um das 10-fache mit dem richtigen Timing erhöhen kann, war überragend.

Ich konnte mich auf natürliche Art und Weise selbst dopen und stolz sagen, dass ich dafür keine Mittel bräuchte. Ich konnte mir die Zeit für mein Training selbst aussuchen und trainierte dann am Ende der Fastenzeit. Allerdings hörte ich auch hier auf meinen Körper und wenn ich mal keine Lust auf Sport hatte, dann machte ich das zu einer anderen Zeit des Tages.

Mir war wichtig, dass ich es regelmäßig tat und das ich langfristig an mein Ziel kommen würde. Cardio Einheiten ließ ich die erste Zeit ganz weg, weil es meinen Hunger stärkte. Später machte es mir nichts mehr aus, da mein Körper sich an das Fasten gewöhnt hatte.

Ich hoffe, ich konnte dich für das Intervallfasten ebenso begeistern, wie ich damals begeistert war. Wenn du dich an alle Regeln hältst, mit deinem Körper zusammenarbeitest und nicht gegen ihn und die beste Methode für deinen Alltag und dich gefunden hast, wirst du an dein Ziel kommen - das kann ich dir nur versichern!

Dein Sebastian Klaus

Bonus: Tolle Low Carb Rezepte

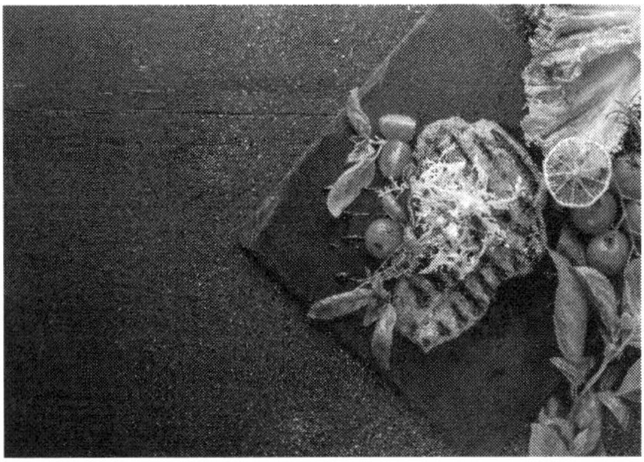

Lieber Leser, liebe Leserin, in diesem Bonus-Kapitel erwarten dich ein paar tolle Low Carb Rezepte, die du bspw. im Rahmen des Intervallfastens nachkochen kannst. Da in Kochbüchern i. d. R. die **„Sie“-Form** verwendet wird, habe ich dir die Rezepte auch in der „Sie“-Form erstellt. **Und nun viel Spaß beim Nachkochen!**

Köstliche Hähnchenschenkel

Portionen: 2

Zubereitungszeit: ca. 55 Min.

Nährwerte:

Kcal 434 / Fett 32g / KH 7g / EW 30g

Zutaten:

4 Hähnchenunterschenkel

170 g Cherry-Tomaten

80 g Champignons oder andere Pilze

3 Knoblauchzehen

3 Stängel Rosmarin

1 Zwiebel

5 EL Olivenöl

Paprikapulver

Meersalz

Pfeffer

Zubereitung:

Waschen Sie die Hähnchenunterschenkel und tupfen Sie sie trocken • Schälen Sie die Zwiebel und schneiden Sie sie in Ringe • Waschen Sie den Rosmarin und schütteln Sie ihn trocken • Zerdrücken Sie die Knoblauchzehen mit der flachen Messerseite.

Reiben Sie die Hähnchenunterschenkel mit Olivenöl, Paprikapulver, Salz und Pfeffer ein • Geben Sie die Schenkel dann zusammen mit der Zwiebel und dem Knoblauch in eine feuerfeste Form und legen Sie den Rosmarin darauf • Backen Sie die Schenkel im vorgeheizten Backofen bei 200°C für 30 Minuten.

Waschen Sie die Tomaten zur selben Zeit und halbieren Sie sie • Putzen Sie die Pilze und schneiden Sie sie in Scheiben • Geben Sie beides nach 30 Minuten zu den Schenkeln und garen Sie alles für weitere 15 Minuten bis die Schenkel gar sind.

Hühnchen-Grillspieße mit Sauce

Portionen: 4

Zubereitungszeit: ca. 50 Min.

Nährwerte:

Kcal 306 / Fett 15g / KH 10g / EW 31g

Zutaten:

450 g Hühnchenfleisch

180 g Zucchini

200 g Cherry-Tomaten

180 g Paprika

1 Zwiebel

250 g griechischer Joghurt

130 g Gurke

3 Knoblauchzehen

5 EL Olivenöl

4 TL Kebab Gewürz

Meersalz

Pfeffer

Zubereitung:

Waschen Sie das Fleisch und tupfen Sie es trocken • Schneiden Sie das Fleisch in Stücke • Waschen Sie die Zucchini und schneiden Sie sie in Scheiben • Waschen sie die Tomaten und halbieren Sie sie • Schälen Sie die Zwiebel und schneiden Sie sie in Stücke, lösen Sie dann die einzelnen Schichten voneinander.

Stecken Sie abwechselnd das Fleisch und das Gemüse auf Holzspieße • Verrühren Sie das Olivenöl, Kebab-Gewürz und etwas Salz und Pfeffer in einer kleinen Schüssel und pinseln Sie die Spieße damit rundum ein • Erhitzen Sie die Grillpfanne und grillen Sie die Spieße von allen Seiten.

Waschen Sie zur selben Zeit die Gurke und trocknen Sie sie, reiben Sie sie dann mit der Reibe klein • Schälen Sie die Knoblauchzehen und pressen Sie sie in eine Schüssel • Geben Sie Joghurt, Gurke und Olivenöl dazu und schmecken Sie das Tsatsiki mit Salz und Pfeffer ab.

Fruchtiges Hähnchen-Curry

Portionen: 4

Zubereitungszeit: ca. 45 Min.

Nährwerte:

Kcal 355 / Fett 23g / KH 8g / EW 28g

Zutaten:

300 g Hähnchenbrustfilet

150 g Ananas

50 g Mango

300 ml Kokosmilch

150 ml Wasser

2 Chilischoten

1 TL Tandoori Spice Rub

Bambus Salz

Weißer Pfeffer

1 EL Kokosöl

frische Minze

3 TL Curry

1 Lorbeerblätter

Zubereitung:

Waschen Sie die Hähnchenbrust, tupfen Sie sie trocken und schneiden Sie sie in etwa 2 cm große Würfel • Geben Sie das Kokosöl in einen großen flachen Topf und braten Sie das Fleisch bei niedriger Temperatur darin an.

Schneiden Sie Ananas und Mango in mundgerechte Stücke und geben Sie sie zum Fleisch dazu • Füllen Sie alles mit Kokosmilch auf und lassen Sie es köcheln • Geben Sie Wasser, das Lorbeerblatt, Salz, Pfeffer, Currypulver und Tandoori Spice Rub dazu und lassen Sie alles für etwa 20 Minuten köcheln.

Halbieren und waschen Sie die Chilischoten und entfernen Sie die Kerne, geben Sie sie etwa 5 Minuten vor Kochzeitende dazu • Waschen Sie die Minze und tupfen Sie sie trocken, hacken Sie sie fein und heben Sie sie unter das Curry.

Hähnchen-Lauch-Spieße

Portionen: 2

Zubereitungszeit: ca. 35 Min.

Nährwerte:

Kcal 288 / Fett 7g / KH 12g / EW 45g

Zutaten:

170 g Hähnchenbrustfilet

1 Lauchstange

5 kleine Tomaten

2 Handvoll Salat

1 rote Paprika

4 Stängel Thymian

2 EL Olivenöl

Meersalz

Zubereitung:

Schneiden Sie das Hähnchenfleisch und die Paprika in etwa 2 cm große Würfel • Putzen Sie den Lauch und schneiden Sie ihn in etwa 4 cm dicke Scheiben • Waschen Sie die Tomaten und den Thymian und lassen Sie beides abtropfen • Waschen Sie die Salatblätter ab und trocknen Sie sie in der Salatschleuder.

Stecken Sie das Hähnchen und die Paprika abwechselnd auf die Holzspieße • Erhitzen Sie das Öl in der Pfanne und braten Sie die Spieße von allen Seiten • Legen Sie die Tomaten und den Lauch in die Pfanne legen und braten Sie sie mit an.

Verteilen Sie die Salatblätter auf zwei Teller und richten Sie die Spieße mit Gemüse darauf an • Würzen Sie die Spieße mit Salz, Pfeffer und Thymian.

Gefüllte Tomaten

Portionen: 3

Zubereitungszeit: ca. 40 Min.

Nährwerte:

Kcal 428 / Fett 29g / KH 8g / EW 32g

Zutaten:

6 Tomaten

150 g Schinken

200 g Feta

150 g Zucchini

12 Champignons

1 Zwiebel

2 EL Olivenöl

Meersalz

Pfeffer

Zubereitung:

Waschen Sie die Tomaten und lassen Sie sie abtropfen • Schneiden Sie die Tomaten wie einen Deckel kurz unter dem Stielansatz auf • Hobeln Sie die Tomatenkerne mit einem Löffel vorsichtig heraus und höhlen Sie alle Tomaten gleichmäßig aus.

Waschen Sie die Zucchini, lassen Sie sie abtropfen und schneiden Sie sie in kleine Würfel • Putzen Sie die Champignons, entfernen Sie den trockenen Stielansatz und schneiden Sie die Pilze dann in kleine Würfel • Schälen Sie die Zwiebel und schneiden Sie sie in feine Würfel • Schneiden Sie den Schinken und den Fetakäse in kleine Würfel.

Geben Sie alle Zutaten in eine Schüssel, würzen Sie alles mit Salz und Pfeffer und vermischen Sie es • Geben Sie die Mischung in die leeren Tomaten • Geben Sie 1 EL Olivenöl in eine Auflaufform und geben Sie die Tomaten hinein.

Backen Sie die Tomaten im vorgeheizten Backofen für 20 Minuten • Nehmen Sie die gebackenen Tomaten dann aus dem Ofen und beträufeln Sie sie mit dem restlichen Olivenöl.

Fischfilet mit Mango

Portionen: 2

Zubereitungszeit: ca. 35 Min.

Nährwerte:

Kcal 307 / Fett 10g / KH 16g / EW 36g

Zutaten:

4 Stücke Dorade (Filet)

130 g Mango

130 g Gurke

80 g Paprika

80 g Spinat

1 Zitrone

1 EL Olivenöl

20 g Parmesan (gerieben)

1 Prise Meersalz

1 Prise Pfeffer

Zubereitung:

Abwaschen und trocknen Sie die Dorade • Schälen Sie die Mango und schneiden Sie das Fruchtfleisch in kleine Würfen • Abwaschen Sie die Gurke und schneiden Sie sie mit der Schale zusammen klein • Entfernen Sie das Kerngehäuse der Paprika und schneiden Sie die Paprika in kleine Würfel.

Abwaschen Sie den Spinat und trocknen Sie ihn in der Salatschleuder • Entfernen Sie die Stiele vom Spinat • Abwaschen und trocknen Sie die Zitrone, reiben Sie einen Teil der Schale dann mit der Reibe in kleine Stücke • Halbieren Sie die Zitrone und pressen Sie den Saft aus.

Geben Sie die Mango, Gurke, Paprika und etwas Zitronensaft zusammen in eine Schüssel und würzen Sie alles mit Salz und Pfeffer • Geben Sie die Spinatblätter auf den Teller.

Erhitzen Sie das Olivenöl in der Pfanne und

braten Sie die Doraden-Filets von beiden Seiten kurz an • Würzen Sie die Filets mit Salz und Pfeffer nach und geben Sie geriebenen Parmesan hinzu • Geben Sie die Fischfilets zum Spinat auf die Teller und servieren Sie alles zusammen mit der Mango-Sauce.

Fischfrikadellen mit Schalotten

Portionen: 4

Zubereitungszeit: ca. 30 Min.

Nährwerte:

Kcal 242 / Fett 13g / KH 1g / EW 30g

Zutaten:

500 g Fischfilet ohne Haut

1 Ei

3 Schalotten

1 Knoblauchzehe

6 Stängel Koriander

5 Stängel Dill

1 EL Zitronensaft, frisch gepresst

½ TL Ingwer, gerieben

2 EL Butter

1 EL Olivenöl

Salz

Pfeffer

Zubereitung:

Waschen Sie das Fischfilet und tupfen Sie es trocken • Hacken Sie es mit dem Messer in grobe Stücke • Schälen Sie die Schalotten und schneiden Sie sie in feine Würfel • Waschen Sie die Kräuter und schütteln Sie sie trocken, hacken Sie sie fein.

Vermischen Sie den Fisch, Schalotten, Kräuter, Ingwer und das Ei in einer Schüssel • Schälen Sie den Knoblauch und pressen Sie ihn mit der Knoblauchpresse über den Fisch aus • Würzen Sie die Fischmischung mit Zitronensaft, Salz und Pfeffer und kneten Sie sie durch.

Formen Sie mit den Händen Frikadellen aus der Fischmischung • Erhitzen Sie das Öl in der Pfanne und braten Sie die Frikadellen 3 Minuten von jeder Seite an • Geben Sie Butter in die Pfanne und braten Sie die Fischfrikadellen nochmals auf jeder Seite etwa 2 Minuten an.

*****Lachsfilet mit Dill-Dip*****

Portionen: 1

Zubereitungszeit: ca. 10 Min.

Nährwerte:

Kcal 538 / Fett 38g / KH 5g / EW 45g

Zutaten:

400 g Lachsfilet

2 EL Olivenöl

3 EL Quark

1 EL Joghurt

3 EL gehackte Dillspitzen

2 EL Zitrone

2 TL Agavendicksaft

Meersalz

Pfeffer

Zubereitung:

Waschen Sie das Lachsfilet • Erhitzen Sie das Öl in der Pfanne und braten Sie das Lachsfilet von beiden Seiten kurz scharf an • Garen Sie den Lachs in der Pfanne für 10 Minuten im vorgeheizten Backofen bei 175°C.

Vermischen Sie alle restlichen Zutaten für den Dip in einer Schüssel • Nehmen Sie den Lachs aus dem Ofen, würzen Sie alles mit Salz und Pfeffer und servieren Sie ihn zusammen mit dem Dip.

Omelette (Tomate & Aubergine)

Portionen: 1

Zubereitungszeit: ca. 25 Min.

Nährwerte:

Kcal 382 / Fett 25g / KH 9g / EW 30g

Zutaten:

4 Eier

90 g Cherry-Tomaten

60 g Aubergine

2 Stgl. Basilikum

1 EL Schlagsahne

1 TL Olivenöl

Meersalz

Pfeffer

Zubereitung:

Waschen Sie die Aubergine und Tomaten ab, lassen Sie sie abtropfen und schneiden Sie sie in Scheiben • Salzen Sie die Aubergine leicht.

Schlagen Sie die Eier in einer Schüssel auf und verquirlen Sie sie mit Sahne, etwas Salz und Pfeffer • Erhitzen Sie Öl in der Pfanne und geben Sie es in die Ei-Masse hinein • Verteilen Sie die Auberginen und Tomatenscheiben darauf • Legen Sie den Deckel auf die Pfanne und lassen Sie alles stocken.

Würzen Sie alles mit Salz und Pfeffer und bestreuen Sie es mit Basilikum • Klappen Sie das Omelett vorsichtig in der Mitte zusammen.

***Kürbis-Quinoa Rucola / Minze ***

Portionen: 2

Zubereitungszeit: ca. 25 Min.

Nährwerte:

Kcal 268 / Fett 12g / KH 31g / EW 8g

Zutaten:

50 g Quinoa

150 g Hokkaido-Kürbis

1 Zwiebel

80 g Rucola

2 EL Olivenöl

1 Zweig frische Minze

½ Limette

Pfeffer

Meersalz

Zubereitung:

Geben Sie das Quinoa in ein feines Sieb und spülen Sie es unter fließendem Wasser ab, um die Bitterstoffe abzuspülen • Lassen Sie das Quinoa dann in einem Topf mit Wasser bedeckt 10 Minuten kochen, bis die Körnchen bissfest sind • Gießen Sie das Quinoa ab und lassen Sie es im Topf ausdämpfen.

Waschen Sie den Kürbis ab und trocknen Sie ihn, halbieren Sie ihn und kratzen Sie die Kerne mit einem Löffel heraus • Schneiden Sie den Kürbis in kleine Stücke • Schälen Sie die Zwiebel, halbieren Sie sie und schneiden Sie sie in dünne Ringe • Waschen Sie den Rucola ab und lassen Sie ihn gut abtropfen.

Erhitzen Sie Öl in der Pfanne und braten Sie den Kürbis rundum an • Geben Sie das Quinoa und die Zwiebel dazu und würzen Sie alles mit Salz und Pfeffer • Waschen Sie die Minze ab und schütteln Sie sie trocken, zupfen Sie die Blätter ab und hacken Sie sie klein

- Geben Sie Limettensaft, Rucola und Minze dazu und mischen Sie alles durch.

Ei-Pfanne mit Gemüse

Portionen: 1

Zubereitungszeit: ca. 15 Min.

Nährwerte:

Kcal 383 / Fett 25g / KH 14g / EW 25g

Zutaten:

3 Eier

1 grüne Paprika

½ Zwiebel

1 Stängel Petersilie

7 Cherry-Tomaten

2 EL Olivenöl

Pfeffer

Meersalz

Zubereitung:

Waschen Sie die Paprika, Tomaten und Petersilie und lassen Sie sie abtropfen • Entfernen Sie die Kerne der Paprika und schneiden Sie sie in Stücke • Halbieren Sie die Tomaten • Hacken Sie die Petersilie klein • Schälen Sie die Zwiebel und schneiden Sie sie in feine Würfel.

Erhitzen Sie das Öl in der Pfanne und schwitzen Sie Zwiebel an • Geben Sie die Paprika und Tomaten dazu und braten Sie sie mit an • Verquirlen Sie die Eier mit dem Salz und Pfeffer in einer Schüssel und geben Sie alles zum Gemüse in die Pfanne.

Mischen Sie mit dem Pfannenwender alles mehrmals durch, sodass das Ei von allen Seiten gebraten wird • Schmecken Sie die Gemüsepfanne mit Salz und Pfeffer ab und geben Sie die Petersilie dazu.

*****Bohnen-Gemüsepfanne*****

Portionen: 2

Zubereitungszeit: ca. 25 Min.

Nährwerte:

Kcal 271 / Fett 20g / KH 18g / EW 4g

Zutaten:

150 g grüne Bohnen

1 rote Paprika

1 grüne Paprika

4 kleine Möhren

3 Knoblauchzehen

3 EL Olivenöl

1 EL Butter

Meersalz

Pfeffer

Zubereitung:

Waschen Sie die Bohnen, putzen Sie sie und geben Sie sie in einen Topf • Lassen Sie die Bohnen aufkochen • Kochen Sie sie für etwa 5 Minuten, gießen Sie sie dann in ein Sieb ab.

Halbieren Sie die Paprikaschoten, entfernen Sie die Kerne und Trennwände und waschen Sie die Hälften unter fließendem Wasser ab • Schneiden Sie die Paprika in Streifen • Waschen Sie die Möhren gründlich • Schälen Sie den Knoblauch und schneiden Sie ihn in feine Scheiben.

Erhitzen Sie das Öl und die Butter in der Pfanne und geben Sie Möhren hinein • Geben Sie Paprika, Bohnen und Knoblauch dazu und braten Sie alles für 3 Minuten in der Pfanne an, Schwenken Sie das Gemüse dabei mehrmals durch • Würzen Sie alles mit Salz und Pfeffer.

*****Möhrennudeln Feta / Zitrone *****

Portionen: 2

Zubereitungszeit: ca. 20 Min.

Nährwerte:

Kcal 259 / Fett 16g / KH 15g / EW 13g

Zutaten:

300 g Möhren

150 g Feta

Saft einer Zitrone

2 EL Olivenöl

3 cm Ingwer

4 Stängel Koriander

Meersalz

Zubereitung:

Schälen Sie die Möhren, schneiden Sie sie dann mit dem Sparschäler in lange dünne Streifen • Schälen Sie den Ingwer und schneiden Sie ihn in Scheiben • Geben Sie die Möhren-Nudeln und den Ingwer in einem Topf mit kochendem Salzwasser.

Waschen Sie den Koriander und zupfen Sie die Blätter vom Stiel • Lassen Sie die Möhren-Nudeln abtropfen und geben Sie sie in einer Schüssel mit Öl und Zitronensaft • Schmecken Sie sie mit Salz ab und verteilen Sie sie auf zwei Teller • Geben Sie Koriander und zerbröselten Feta dazu.

Literaturverzeichnis

Intervallfasten: Für ein langes Leben - schlank und gesund (Petra Bracht)

The Fast Diet - Das Original: 5 Tage essen, 2 Tage fasten (Dr. Michael Mosley, Mimi Spencer)

The Leangains Method - The Art of Getting Ripped (Martin Berkhan)

Intermittent Fasting: Time to Eat! The 10 Step Beginners Guide Easily Lose ... (Jennifer Faris)

Intermittent Fasting for Beginners: A Simple 21-Day Beginners Guide to Fast ... (ZuwaZvinoera)

The Everything Guide to Intermittent Fasting: Features 5:2, 16/8, and Weekly ... (Lindsay Boyers)

Haftungsausschluss

Die Umsetzung aller enthaltenen Informationen, Anleitungen und Strategien dieses Buchs erfolgt auf eigenes Risiko. Für etwaige Schäden jeglicher Art kann der Autor aus keinem Rechtsgrund eine Haftung übernehmen. Für Schäden materieller oder ideeller Art, die durch die Nutzung oder Nichtnutzung der Informationen bzw. durch die Nutzung fehlerhafter und/oder unvollständiger Informationen verursacht wurden, sind Haftungsansprüche gegen den Autor grundsätzlich ausgeschlossen. Ausgeschlossen sind daher auch jegliche Rechts- und Schadensersatzansprüche. Dieses Werk wurde mit größter Sorgfalt nach bestem Wissen und Gewissen erarbeitet und niedergeschrieben. Für die Aktualität, Vollständigkeit und Qualität der Informationen übernimmt der Autor jedoch keinerlei Gewähr. Auch können Druckfehler und Falschinformationen nicht vollständig ausgeschlossen werden. Für fehlerhafte Angaben vom Autor kann keine juristische Verantwortung sowie Haftung in irgendeiner Form übernommen werden.

Urheberrecht

Impressum

Coverfoto & Grafiken: depostiphotos.com
Covererstellung: fiverr.com

Haftungsausschluss: Die Benutzung dieses Buches und die Umsetzung der darin enthaltenen Informationen erfolgt ausdrücklich auf eigenes Risiko. Haftungsansprüche gegen den Autor für Schäden materieller oder ideeller Art, die durch die Nutzung oder Nichtnutzung der Informationen bzw. durch die Nutzung fehlerhafter und/oder unvollständiger Informationen verursacht wurden, sind grundsätzlich ausgeschlossen. Rechts- und Schadensersatzansprüche sind daher ausgeschlossen. Das Werk inklusive aller Inhalte wurde unter größter Sorgfalt erarbeitet. Der Autor übernimmt jedoch keine Gewähr für die Aktualität, Korrektheit, Vollständigkeit und Qualität der bereitgestellten Informationen. Druckfehler und Falschinformationen können nicht vollständig ausgeschlossen werden. Der Autor übernimmt keine Haftung für die Aktualität, Richtigkeit und Vollständigkeit des Inhaltes dieses Rat-gebers, ebenso nicht für Druckfehler. Es kann keine juristische Verantwortung sowie Haftung in irgendeiner Form für fehlerhafte

20984417R00095

Printed in Great Britain
by Amazon